中华医学会
CHINESE MEDICAL ASSOCIATION

乳腺外科临床实践指南 ｜（2021版）

 中华医学会外科学分会　组织编写

名誉主编　张嘉庆
主　　编　赵玉沛　刘荫华

U0311573

人民卫生出版社
·北　京·

图书在版编目（CIP）数据

中华医学会乳腺外科临床实践指南：2021版/中华医学会外科学分会组织编写；赵玉沛，刘荫华主编．—北京：人民卫生出版社，2021.8（2021.12重印）

ISBN 978-7-117-31899-0

Ⅰ.①中…　Ⅱ.①中…②赵…③刘…　Ⅲ.①乳房疾病—外科学—指南　Ⅳ.①R655.8-62

中国版本图书馆CIP数据核字（2021）第163301号

人卫智网	www.ipmph.com	医学教育、学术、考试、健康,购书智慧智能综合服务平台
人卫官网	www.pmph.com	人卫官方资讯发布平台

中华医学会乳腺外科临床实践指南(2021版)

Zhonghua Yixuehui Ruxian Waike Linchuang Shijian Zhinan(2021 Ban)

组织编写：中华医学会外科学分会
主　　编：赵玉沛　刘荫华
出版发行：人民卫生出版社（中继线 010-59780011）
地　　址：北京市朝阳区潘家园南里19号
邮　　编：100021
E - mail：pmph @ pmph.com
购书热线：010-59787592　010-59787584　010-65264830
印　　刷：三河市宏达印刷有限公司（胜利）

经　　销：新华书店
开　　本：787×1092　1/32　印张：9
字　　数：223千字
版　　次：2021年8月第1版
印　　次：2021年12月第2次印刷
标准书号：ISBN 978-7-117-31899-0
定　　价：58.00元

打击盗版举报电话：010-59787491　E-mail：WQ @ pmph.com
质量问题联系电话：010-59787234　E-mail：zhiliang @ pmph.com

《中华医学会乳腺外科临床实践指南(2021版)》工作委员会

名誉主编 张嘉庆

主　编 赵玉沛　刘荫华

副主编 范志民　姜　军　金　锋　任国胜　宋尔卫　吴　炅　余之刚

指南编写委员会（以姓氏汉语拼音为序）

主任委员 金 锋

副主任委员 步召德 郝秀原 刘真真 张建国

委　员
曹中伟　陈 波　陈 凯　陈 青　陈德滇　陈璐艳　陈武臻　陈秀春　程元甲
崔梦遥　崔树德　杜俊娴　段学宁　范志民　傅芳萌　傅佩芬　高国璇　葛智成
顾蔚蓉　郭宝良　郭雯珲　郭旭辉　郝晓鹏　胡 滢　华 彬　黄 建　姜 军
姜晶鑫　蒋宏传　焦得闯　金 锋　金紫凝　康 骅　李连方　李嗣杰　李妍霜
凌 瑞　刘 克　刘 淼　刘 倩　刘泓金　刘洁琼　刘锦平　刘丽媛　刘荫华
刘运江　刘真真　卢振铎　罗永辉　马 菲　马 力　马 榕　马 薇　马巾斐
毛大华　欧江华　彭 媛　秦 丽　邱依然　屈 翔　任国胜　商星辰　石爱平
宋爱琳　宋尔卫　苏逢锡　孙姗姗　唐 鹏　唐利立　唐甜甜　田兴松　王 川
王 斐　王 殊　王 水　王 翔　王 旭　王朝斌　王承正　王建东　王影新
王子函　邬 茜　吴 迪　吴 炅　吴 畏　吴克瑾　吴双伶　谢 菲　辛 灵
徐莹莹　闫 敏　姚 凡　姚贵明　叶京明　于秀艳　余之刚　张 虹　张 瑾
张 爽　张建国　张景华　张明迪　张彦收　赵 璇　赵 毅　赵亚杰　赵作伟
郑 昂　郑 超　周 飞　朱 玮　朱久俊　邹 强

秘　书 程元甲 刘 倩 刘丽媛 王 斐 向泓雨 谢 菲 辛 灵 郑 昂

文献调研委员会（以姓氏汉语拼音为序）

主 任 委 员　王　殊
副主任委员　陈　波　郭宝良　刘　淼　叶京明
委　　　员　陈璐艳　程元甲　崔梦遥　樊　菁　葛智成　郝晓鹏　华　彬　姜晶鑫　焦得闯
　　　　　　　李妍霜　刘丽媛　马　菲　马　力　马　薇　彭　媛　邱依然　唐　鹏　王朝斌
　　　　　　　吴　迪　吴　畏　吴双伶　谢　菲　赵亚杰　郑　昂　郑　超　周　飞　朱久俊

证据评审委员会（以姓氏汉语拼音为序）

曹中伟	陈 波	陈 凯	陈 青	陈 蓉	陈德滇	陈武臻	程元甲	段学宁	樊 菁
范志民	傅佩芬	高国璇	葛智成	顾蔚蓉	郭宝良	郝晓鹏	胡 滢	华 彬	黄 建
贾泓瑶	姜 军	蒋宏传	焦得闯	金 锋	康 骅	李 曼	李 日	李建彬	李嗣杰
李晓梅	李妍霜	林 青	凌 瑞	刘 克	刘 淼	刘 倩	刘洁琼	刘锦平	刘丽媛
刘荫华	刘月平	刘运江	刘真真	罗永辉	马 菲	马 力	马 榕	毛大华	欧江华
彭 媛	秦乃珊	屈 翔	石爱平	宋爱琳	宋尔卫	宋国红	唐 鹏	滕月娥	田兴松
王 彬	王 川	王 斐	王 殊	王 水	王 涛	王 廷	王 翔	王 宇	王朝斌
王建东	吴 迪	吴 畏	吴克瑾	谢 菲	辛 灵	徐 玲	徐莹莹	姚 凡	姚和瑞
叶京明	于秀艳	余之刚	张 虹	张建国	张景华	张明迪	赵 毅	赵素红	赵作伟
郑 昂	郑 超	郑 莹	周 飞	朱 玮	朱久俊	邹 强			

序　言

　　当前,全球疾病谱和健康危险因素正在发生复杂变化,世界卫生组织国际癌症研究机构最新发布的 2020 年全球最新癌症负担数据显示,乳腺癌已超过肺癌成为全球发病率最高的恶性肿瘤。同时,我国卫生健康工作也在不断迎接新的挑战,根据 GLOBOCAN 2020 研究结果,中国乳腺癌发病率在近些年来日益升高,已达到 416 000 例 / 年,这一数据受到了专家学者的广泛关注。

　　为进一步提升乳腺外科临床诊治水平,中华医学会外科学分会乳腺外科学组在刘荫华教授的带领下,组织业内顶尖专家共同研究编制了《中华医学会乳腺外科临床实践指南(2021 版)》。这一版指南凝聚了编写组专家的临床共识与集体智慧,展示了中国乳腺外科疾病诊治与国际接轨的先进性和创新性。在此,我代表中华医学会外科学分会衷心感谢各位专家的辛勤付出，相信指南的发布能够为临床实践提供有力指导，为推进健康中国建设作出贡献！

中华医学会会长
中华医学会外科学分会主任委员
中国科学院院士
北京协和医院名誉院长

2021 年 4 月

前　言

　　中华医学会外科学分会秉承"传承、创新、规范、提高"办会宗旨,始终以规范中国普通外科临床诊治理念、提高临床诊治水平为己任。制定并推广基于循证医学证据、适宜中国国情的普通外科临床诊治指南是中华医学会外科学分会的重点工作之一。进入 21 世纪以来,更多的国际临床实践指南遵循 GRADE(grading of recommendations assessment, development and evaluation)系统,以证据等级与推荐强度相结合的方式对临床基本诊治原则提出具有量化标准的推荐意见。由于中国乳腺外科缺少本土化的大规模研究证据资料,参考国际高级别研究结果,充分顾及中国乳腺外科临床实践的可及性,成为制定本指南的基本原则。《中华医学会乳腺外科临床实践指南(2021 版)》包括了乳腺癌高危人群筛查、乳腺良性疾病诊治原则、乳腺外科经典术式规范与标准、乳腺外科相关操作技术等重点内容,也涉及乳腺癌多基因检测、*BRCA* 基因检测等在我国尚未成熟的临床检测工作。同时,在现阶段尚缺少高级别证据的情况下,专家组经过深入讨论,分别对我国乳腺癌术后乳房重建手术、可视化经皮穿刺乳腺组织定位标记夹和腔镜技术在乳腺外科领域应用等临床问题提出宏观和谨慎的推荐意见。由于本指南是中国第一部乳腺外科临床实践指南,编写者水平有限,难免出现错误,衷心希望得到同道的批评和指正。本指南将参考最新的研究证据不断改进,努力为中国乳腺外科医师提供适宜中国国情的临床实践参考意见。

《中华医学会乳腺外科临床实践指南(2021 版)》工作委员会

2021 年 4 月

目　录

指南总则

一、证据等级及推荐强度

1. 证据等级标准

本指南证据等级参考 GRADE 系统，结合中国临床研究特点，将证据等级分为 Ⅰ、Ⅱ、Ⅲ、Ⅳ 4 类，量化体现指南编写专家对证据可靠性的评价情况。基于本指南在中国临床实践的可及性，专家组优先选择 Ⅰ 类和 Ⅱ 类证据纳入指南评价体系（表 1）。

表 1　证据等级标准

证据等级	标准
Ⅰ类	基于高水平前瞻性随机对照研究、大样本的观察性研究或 meta 分析,国际上公认现行指南和共识,国家级学会或协会已发表的指南和共识,以及基于中国人群的上述类型的研究
Ⅱ类	基于低水平随机试验或设计良好的非对照试验或队列研究,洲际行业协会指南和国际会议专家共识,国内地区级学会或协会已发表的指南和共识,以及基于中国人群的上述研究
Ⅲ类	基于病例对照研究、回顾性研究,各国行业协会和国内省级学会或协会已发表的指南和共识,以及基于中国人群的上述类型的研究
Ⅳ类	基于个案报道、科学假设,各国地区专家共识和国内地方级学会或协会已发表的指南和共识,以及基于中国人群的上述类型的研究

2. 推荐强度标准

本指南推荐强度结合 GRADE 系统及国内临床实践特点,纳入证据等级、卫生经济学、产品等效性、可及性 4 个影响因素,根据权重,采用赋分制,由指南编写专家对推荐意见逐一进行评分,根据评分结果将推荐强度分为:A 级(强推荐)、B 级(弱推荐)、C 级(不推荐),见表 2、表 3。

表 2 推荐强度影响因素及赋值标准

影响因素	权重 / 分	赋值标准
证据等级	60	Ⅰ类:60 分;Ⅱ类:45 分;Ⅲ类:30 分;Ⅳ类:15 分
卫生经济学	10	符合卫生经济学:10 分;不符合卫生经济学:0 分
产品等效性	10	有等效产品或措施:10 分;无等效产品或措施:0 分
可及性	20	中国国情可及性好:20 分;国情不可及:0 分
合计	100	

表 3 推荐强度

推荐强度	赋值标准
A	专家评分 4 个影响因素总分平均 >80 分
B	专家评分 4 个影响因素总分平均 60~80 分
C	专家评分 4 个影响因素总分平均 <60 分

二、指南适用对象

本指南以中国乳腺疾病专业医师为适用对象。

三、利益冲突声明

本指南专家委员会声明无利益冲突。本指南旨在为乳腺疾病专业医师临床工作提供参考。本指南不作为医疗鉴定的依据，不对任何医疗纠纷或争议的处理起仲裁作用，也不具备为患者或非乳腺专业医师提供参考的效能。中华医学会外科学分会乳腺外科学组不对涉及本指南不恰当应用的任何结果承担任何责任，并保留对本指南的解释权和修订权。

第一章
乳腺癌风险评估与高危人群筛选临床实践指南

乳腺癌是中国女性最常见的恶性肿瘤,发病率呈持续快速上升趋势。2015年中国新发乳腺癌病例30.4万,占所有女性新发恶性肿瘤的17.1%,位居女性恶性肿瘤发病首位,防控形势严峻[1-2]。GLOBOCAN 2020评估中国新发乳腺癌已达到416 000例/年。目前,中国乳腺癌预防仍以乳腺超声及乳腺X射线摄影等影像学筛查为主,缺乏有效的一级预防措施。美国预防医学工作组(US Preventive Services Task Force,USPSTF)[3]及美国国立综合癌症网络(National Comprehensive Cancer Network,NCCN)乳腺癌临床实践指南[4]推荐通过风险评估筛选乳腺癌高危人群,并在此基础上开展乳腺癌筛查和/或药物干预,以降低女性乳腺癌罹患风险。为指导乳腺专业医师及公共卫生服务人员合理开展中国女性乳腺癌风险评估及高危人群筛选,中华医学会外科学分会乳腺外科学组通过文献调研与专家讨论确定了乳腺癌风险评估与高危人群筛选的关键临床问题,参照GRADE系统对相关证据进行评价,并结合中国国情下的可及性,制定《乳腺癌风险评估与高危人群筛选临床实践指南

(2021 版)》，旨在为中国乳腺专业医师及公共卫生服务人员提供参考借鉴。

一、推荐意见

1. 适宜人群

适宜人群	证据等级	推荐强度
1.1　无乳腺癌(包括导管原位癌)病史且无临床症状的 35 岁及以上女性[3]	Ⅰ 类	A 级
1.2　具有乳腺小叶原位癌或不典型增生病史的女性[3-4]	Ⅱ 类	A 级

2. 筛选工具

筛选工具	证据等级	推荐强度
2.1　国际乳腺癌风险评估工具 Gail 模型[5]	Ⅰ 类	B 级
2.2　中国女性乳腺癌风险线上评估工具 *[6-7]	Ⅱ 类	A 级

注：* http://sd2y.pingjiaxitong.com。

3. *BRCA1/2* 基因检测适应证 [*]

适应证	证据等级	推荐强度
3.1 具有显著乳腺癌遗传倾向或家族史的女性[#]，应接受专业遗传咨询以指导 *BRCA1/2* 胚系突变检测[8-9]	I 类	A 级
3.2 优先检测家系成员中的肿瘤患者（先证者）[8-9]	I 类	A 级

注：[*] 本指南所指适应证仅适用于具有乳腺癌高风险的健康人群，乳腺癌患者的 *BRCA1/2* 基因检测适应证参见《乳腺癌 *BRCA1/2* 检测临床实践指南 (2021 版)》。

[#] 伴有以下一个或多个家族史特征，可认为具有显著乳腺癌遗传倾向：近亲（具有血缘关系 3 代及以内亲属）中有 *BRCA1/2* 有害突变携带者；多个近亲诊断乳腺癌；男性近亲诊断乳腺癌；有近亲 50 岁以前诊断为乳腺癌；有近亲同时诊断 2 种（如乳腺癌 + 卵巢癌）或 2 个（如双侧乳腺癌或同侧多发乳腺癌）*BRCA1/2* 相关原发恶性肿瘤。

二、讨论

乳腺癌风险评估的目的是识别乳腺癌患病风险高于一般人群平均风险的女性个体，通过风险分层指导个体化风险干预[10]。目前，国际尚无统一、通用的乳腺癌高危人群绝对风险阈值[3]。乳腺癌风险评估模型是一种统计学工具，以流行病学风险因素为基础，预测具有不同风险因素女性未来

(5 年、10 年或终生)罹患乳腺癌的风险[11]。Gail 模型是目前国际上应用最为广泛的乳腺癌风险评估模型[5],该模型以未来 5 年内乳腺癌发病风险 >1.67% 作为高危人群的界定阈值,尽管 Gail 模型已针对不同族裔人群(非裔、亚裔或太平洋洋岛国移民等)进行了优化[12],但该阈值标准仍然是基于美国女性乳腺癌流行病学特征及人群平均风险而获得[13]。一项 meta 分析显示 Gail 模型显著高估了亚洲女性的乳腺癌发病风险[14]。指南专家组认为需要充分考虑中国女性人口社会学差异及乳腺癌发病率特点,并考虑中国与美国女性乳腺癌相关危险因素谱的差异,制定适应中国国情的乳腺癌高危人群阈值标准。

目前,面向中国女性的乳腺癌风险评估模型较少,本指南共检索到 6 个相关模型(附件 2)[6-7,15-18]。与国际研究相似[3],模型区分度有限(c 值:0.61~0.66),纳入单核苷酸多态性(single nucleotide polymorphism,SNP)位点等信息亦未显著提高模型区分度(附件 3)[13-15]。其中,一项发表于 2010 年的乳腺癌风险评估模型,在原始建模人群及验证人群中的区分度分别达到 0.73 和 0.72,该模型纳入的危险因素包括年龄、乳腺良性肿瘤史、糖尿病史、居住地、体重指数(body mass index,BMI)、生活满意度评分及流产次数等[6-7]。其效能高于目前已报道的绝大多数乳腺癌风险评估模型[6-7]。目前该模型已面向公众开放提供线上风险评估服务(http://sd2y.pingjiaxitong.com)。

参考《USPSTF 药物降低乳腺癌风险指南》[3]及《NCCN 乳腺癌风险降低指南》[4]中推荐的乳腺癌风险评估适宜人群,结合中国国情,指南专家组推荐中国女性乳腺癌风险评估适用于无乳腺癌(包括导管原位癌)病史且无乳腺癌临床症状的 35 岁及以上女性。对于乳腺小叶原位癌及不典型增生,回顾性研究显示两者均不是乳腺癌前病变,而是乳腺癌的重要危险因素[19-20]。因此,指南专家组推荐具有乳腺小叶原位癌或不典型增生病史的女性也是乳腺癌风险评估的适宜人群。此外,专家组建议,对于伴有显著乳腺癌危险因素的女性,如既往接受过胸部放疗或有乳房不典型增生史,可不借助风险评估模型即判定为乳腺癌高危人群。本指南未检索到直接的循证医学证据显示乳腺癌风险评估的最佳起始年龄及评估间期。但是,专家组建议当女性个人乳腺癌危险因素发生重大变化(如近亲确诊乳腺癌、个人因各种原因接受活检或手术治疗等)[3]或接受乳腺癌风险干预(如生活方式调整、体重控制或化学预防)后,应重新进行乳腺癌风险评估,形成动态风险监测。目前国际指南均推荐,评估为乳腺癌高风险的绝经后女性可口服药物(包括他莫昔芬、雷洛昔芬、芳香化酶抑制剂等)降低激素受体阳性乳腺癌风险。但目前并无基于中国人群的相关循证医学证据,因此本指南未做推荐。

乳腺癌具有显著遗传易感性,一项大样本研究显示中国女性散发性乳腺癌中 *BRCA1/2* 总体突变率为 5.37%[21-22]。中国女性人群 *BRCA1* 与 *BRCA2* 基因突变携带者 79 岁前乳腺癌患病风险分别为 37.9% 及 36.5%,显著高于一般人群[22]。目前,国内外权威指南和专家共识均推荐针对符合条件的肿瘤高风险人群进行 *BRCA1/2* 基因突变检测[8-9],同时推荐首先利用家族史风险评估工具(如 BOADICEA 及 BRCAPRO 模型等)协助预测女性个体的乳腺癌家族史是否与携带 *BRCA1/2* 致病突变有关[23]。借鉴国际家族史风险评估工具纳入的预测变量,参考 USPSTF 指南对携带 *BRCA1/2* 有害突变相关因素的表述[8],及《中国抗癌协会乳腺癌诊治指南与规范(2019 版)》对遗传性高危人群的诊断标准[24],本指南对与遗传倾向存在显著相关的家族史特征作出推荐。鉴于 *BRCA* 突变热点在不同人群、不同种族、不同地域之间存在显著差异,而目前面向中国女性的家族史风险评估工具非常有限[25],

专家组认为,对于具有前述家族史特征的女性个体,在接受 *BRCA* 突变检测前应首先接受专业遗传咨询以权衡利弊。*BRCA1/2* 突变携带者可考虑风险降低措施,具体可参见《乳腺癌 *BRCA1/2* 检测临床实践指南(2021 版)》。

专家组强调乳腺癌风险评估是面向健康女性的预防手段。鉴于目前面向中国女性的相关高级别循证医学证据仍相对较少,临床医师及公共卫生服务人员应与被评估者充分沟通风险评估的目的、当前循证医学证据的局限性及未来可能的风险降低手段与其利弊,并做好评估高危人群的心理疏导,降低其心理负担。

（执笔：王　斐　段学宁　凌　瑞　余之刚）

附件 1　投票情况

本指南投票委员会成员共 83 名,其中乳腺外科专业医师 69 人(83.1%),肿瘤内科专业医师 4 人(4.8%),医学影像科专业医师 4 人(4.8%),病理科专业医师 2 人(2.4%),放射治疗专业医师 2 人(2.4%),流行病学专业医师 2 人(2.4%)。

附件 2 中国女性(含华裔)乳腺癌风险评估模型的相关研究

作者,年度	研究设计	研究人群	样本量	绝对风险参考人群
Matsuno, et al. 2011 (AABCS)	建模:配对病例对照研究 验证:前瞻性队列研究	美国,亚裔 建模人群:20~55 岁 (1983—1987) 验证人群:50~79 岁 (1993—1998)	建模:589 例乳腺癌+ 952 例对照 验证:4 031 名健康人 (822 华裔),141 例乳腺癌(随访 9.1 年)	监测、流行病学和预后数据库 (SEER)
Zheng, et al. 2010	建模:基于人群的病例对照研究 验证:未报告	中国上海 建模人群:25~64 岁; (1996—1998;2002— 2005)	建模:3 039 例乳腺癌 +3 082 例对照 未报告验证人群	上海市 (2002—2003)
Dai, et al. 2012	建模:基于医院的配对病例对照研究 验证:基于医院的配对病例对照研究	中国江苏,汉族 建模及验证人群:未报告年龄区间(2004— 2010)	建模:878 例乳腺癌+ 900 例对照 验证:914 例乳腺癌+ 967 例对照	上海市

作者,年度	研究设计	研究人群	样本量	绝对风险参考人群
Wen, et al. 2016	建模:11 项病例对照研究 验证:未报告	亚洲女性(中国、日本、韩国、泰国、马来西亚)	建模:11 905 例乳腺癌 +11 662 例对照(中国人群:7 373 例乳腺癌+6 166例对照)未报告验证人群	上海市(2002—2003)
Wang, et al. 2019	建模:基于医院的配对病例对照研究 验证:泰兴前瞻性队列研究	中国,汉族 建模人群:25~70 岁(2008—2012) 验证人群:未报告年龄区间(2008)	建模:328 例乳腺癌+656 例对照 验证:13 176 名健康人,34 例乳腺癌(7 年随访)	建模人群
Li, et al. 2019(BRCAM)	建模:基于人群的横断面研究(社交网络) 验证:队列研究	中国,汉族 建模人群:25~70 岁(2008) 验证人群:未报告年龄区间(2015)	建模:320 例乳腺癌+117 000 例无癌症女性 验证:14 040 名健康人,35 例乳腺癌(7 年随访)	未报告

作者，年度	研究设计	研究人群	样本量	绝对风险参考人群
Liu, et al. 2010 Li, et al. 2019	建模：基于人群的配对病例对照研究 验证：队列研究	中国，汉族 建模人群：25~70 岁（2006—2008） 验证人群：未报告年龄区间（2015）	建模：123 例乳腺癌 + 123 例对照 验证：14 040 名健康人，35 例乳腺癌（7 年随访）	未报告

注：[1] O/E 值源于华裔研究对象。所有亚裔研究对象，其 O/E 值为 1.17（0.99~1.38）。

[2] 研究未报告模型中该建模因素的变量处理规则。

[3] c 值分别对应于研究中采用的 3 种不同建模方法。

O/E.observation/expectation，观察数 / 预期数；CI.confidence interval，可信区间；WHR.waist hip ratio，腰臀比；SNP.single nucleotide polymorphism，单核苷酸多态性；BMI.body mass index，体重指数。

附件 3　中国女性(含华裔)乳腺癌风险评估模型的建模变量及准确性

作者,年度	年龄/岁	初潮年龄/岁	首次生育年龄/岁	乳腺癌家族史	其他变量	模型校准度(O/E,95% CI)	模型区分度(AUC,95% CI)
Matsuno, et al. 2011 (AABCS)	<50/≥50	≤13/>13	—	0/1/≥2(一级亲属)	既往乳腺活检史(0;1;≥2)族裔	1.30(0.86~1.98)[1]	0.61(0.59~0.64)
Zheng, et al. 2010	—	≤13/14~15/>15	<25/25~29/≥30	是/否	乳腺良性肿瘤史(是/否)WHR(<0.783/0.783~0.829/≥0.830)单核苷酸多态性(8 SNPs)	—	0.63(未报告可信区间)
Dai, et al. 2012	—	未报告[2]	未报告	—	单核苷酸多态性(5 SNPs)	—	0.65(0.63~0.67);0.64(0.62~0.66);0.66(0.64~0.68)[3]
Wen, et al. 2016	—	—	—	—	单核苷酸多态性(44 SNPs)	—	0.61(未报告可信区间)

作者,年度	年龄/岁	初潮年龄/岁	首次生育年龄/岁	乳腺癌家族史	其他变量	模型校准度(O/E, 95% CI)	模型区分度(AUC, 95% CI)
Wang, et al. 2019	连续变量	—	<25/25~29/ ≥ 30	是 / 否	乳房良性肿瘤史（是 / 否）BMI（<24/24~27.9/ ≥ 28）生活满意度评分（<13/ ≥ 13）流产次数（0/1~2/ ≥ 3）	1.03(0.74~1.49)	0.64(0.55~0.72)
Li, et al. 2019（BRCAM）	未报告	未报告	未报告	未报告	乳腺良性肿瘤史 BMI 生活满意度评分 流产次数	—	0.79(未报告可信区间)

作者, 年度	年龄 /岁	初潮年龄 /岁	首次生育年龄 /岁	乳腺癌家族史	其他变量	模型校准度(O/E, 95% CI)	模型区分度(AUC, 95% CI)
Liu, et al. 2010 Li, et al. 2019	连续变量	—	<25/25~29/ ≥ 30	是 / 否	乳腺良性肿瘤史(是 / 否) 糖尿病史(是 / 否) 居住地(农村 / 城市) BMI(≤ 24/24~27.9/ ≥ 28) 生活满意度评分(<13/ ≥ 13) 流产次数(0/1~2/ ≥ 3)	—	建模: 0.73(0.67~0.79) 验证: 0.72(未报告可信区间)

参考文献

［1］ FAN L, STRASSER-WEIPPL K, LI J J, et al. Breast cancer in China [J]. Lancet Oncol, 2014, 15 (7): e279-e289.

［2］ 郑荣寿, 孙可欣, 张思维, 等. 2015 年中国恶性肿瘤流行情况分析 [J]. 中华肿瘤杂志, 2019, 41 (1): 19-28.

［3］ OWENS D K, DAVIDSON K W, KRIST A H, et al. Medication use to reduce risk of breast cancer: US Preventive Services Task Force Recommendation Statement [J]. JAMA, 2019, 322 (9): 857-867.

［4］ National Comprehensive Cancer Network. NCCN clinical practice guidelines in oncology: breast cancer risk reduction, Version 1. 2019 [EB/OL].(2019-12-01)[2020-11-20]. https://www. nccn. org/ professionals/physician_gls/pdf/breast_risk. pdf.

［5］ National Cancer Institute (NCI). Breast cancer risk assessment tool [EB/OL].[2020-01-31]. https:// www. cancer. gov/bcrisktool.

［6］ 刘丽媛. 乳腺癌危险因素及高危人群评分筛选模型的初步研究 [D]. 济南: 山东大学, 2010.

［7］ WANG L, LIU L, LOU Z, et al. Risk prediction for breast Cancer in Han Chinese women based on a cause-specific Hazard model [J]. BMC Cancer, 2019, 19 (1): 128.

［8］ OWENS D K, DAVIDSON K W, KRIST A H, et al. Risk assessment, genetic counseling, and genetic testing for BRCA-related cancer: US Preventive Services Task Force Recommendation Statement [J]. JAMA,

2019, 322 (7): 652-665.

［9］ 吴焕文 . 基于下一代测序技术的 BRCA1/2 基因检测指南 (2019 版)[J]. 中华病理学杂志 , 2019, 48 (9): 670-676.

［10］ NELSON H D, FU R, ZAKHER B, et al. Medication use for the risk reduction of primary breast cancer in women: a systematic review for the U. S. Preventive Services Task Force [M]. Rockville (MD): Agency For Healthcare Research And Quality (US), 2019.

［11］ 黄焰 . 个体发生乳腺癌危险的评估模型 : 临床应用及研究进展 [J]. 中华乳腺病杂志 (电子版), 2012, 6 (4): 40-43.

［12］ MATSUNO R K, COSTANTINO J P, ZIEGLER R G, et al. Projecting individualized absolute invasive breast cancer risk in Asian and Pacific Islander American women [J]. J Natl Cancer Inst, 2011, 103 (12): 951-961.

［13］ GAIL M H, BRINTON L A, BYAR D P, et al. Projecting individualized probabilities of developing breast cancer for white females who are being examined annually [J]. J Natl Cancer Inst, 1989, 81 (24): 1879-1886.

［14］ WANG X, HUANG Y, LI L, et al. Assessment of performance of the Gail model for predicting breast cancer risk: a systematic review and meta-analysis with trial sequential analysis [J]. Breast Cancer Res, 2018, 20 (1): 18.

［15］ ZHENG W, WEN W, GAO Y T, et al. Genetic and clinical predictors for breast cancer risk assessment and stratification among Chinese women [J]. J Natl Cancer Inst, 2010, 102 (13): 972-981.

[16] DAI J, HU Z, JIANG Y, et al. Breast cancer risk assessment with five independent genetic variants and two risk factors in Chinese women [J]. Breast Cancer Res, 2012, 14 (1): R17.

[17] WEN W, SHU X, GUO X, et al. Prediction of breast cancer risk based on common genetic variants in women of East Asian ancestry [J]. Breast Cancer Res, 2016, 18 (1): 124.

[18] LI A, WANG R, LIU L, et al. BCRAM: a social-network-inspired breast cancer risk assessment model [J]. IEEE Trans Ind Inf, 2019, 15 (1): 366-376.

[19] WARD E M, DESANTIS C E, LIN C C, et al. Cancer statistics: Breast cancer in situ [J]. CA Cancer J Clin, 2015, 65 (6): 481-495.

[20] CHUBA P J, HAMRE M R, YAP J, et al. Bilateral risk for subsequent breast cancer after lobular carcinoma-in-situ: analysis of surveillance, epidemiology, and end results data [J]. J Clin Oncol, 2005, 23 (24): 5534-5541.

[21] CAMPEAU P M, FOULKES W D, TISCHKOWITZ M D. Hereditary breast cancer: new genetic developments, new therapeutic avenues [J]. Hum Genet, 2008, 124 (1): 31-42.

[22] YAO L, SUN J, ZHANG J, et al. Breast cancer risk in Chinese women with BRCA1 or BRCA2 mutations [J]. Breast Cancer Res Treat, 2016, 156 (3): 441-445.

[23] TERRY M B, LIAO Y, WHITTEMORE A S, et al. 10-year performance of four models of breast cancer risk: a validation study [J]. Lancet Oncol, 2019, 20 (4): 504-517.

［24］中国抗癌协会乳腺癌专业委员会 . 中国抗癌协会乳腺癌诊治指南与规范 (2019 版)[J]. 中国癌症杂志 , 2019, 29 (8): 609-680.

［25］RAO N Y, HU Z, YU J M, et al. Evaluating the performance of models for predicting the BRCA germline mutations in Han Chinese familial breast cancer patients [J]. Breast Cancer Res Treat, 2009, 116 (3): 563-750.

第二章
乳腺癌术前评估临床实践指南

    乳腺癌是中国女性最常见的恶性肿瘤。自 Halsted 创立乳腺癌根治术以来,外科治疗始终是乳腺癌治疗的基石[1]。在外科治疗前应进行全面、规范的术前评估,并明确是否存在增加手术危险性或对恢复不利的因素,以及可能影响整个病程的潜在风险。中华医学会外科学分会乳腺外科学组针对乳腺癌术前规范评估相关问题进行文献收集与专家讨论,参照 GRADE 系统对相关证据进行评价,并结合中国国情下的可及性,制定《乳腺癌术前评估临床实践指南(2021 版)》,旨在为中国乳腺外科医师提供借鉴和参考。

一、推荐意见

1. 一般评估

方法	证据等级	推荐强度
1.1 生命体征评估[2-3]	Ⅰ类	A级
1.2 实验室检查评估[3-4]	Ⅰ类	A级
1.3 辅助检查评估[3-4]	Ⅰ类	A级
1.4 血压监测及术前管理[5]	Ⅰ类	A级
1.5 血糖监测及术前管理[6]	Ⅰ类	A级
1.6 乳腺癌患者术前合并疾病的评估		
1.6.1 已知存在心脑血管疾病或危险因素的患者[2,7]	Ⅰ类	A级
1.6.2 呼吸系统疾病、吸烟、阻塞型睡眠呼吸暂停综合征[2-3]	Ⅰ类	A级
1.6.3 肝脏疾病[3-4]	Ⅰ类	A级
1.6.4 肾脏疾病[2-3]	Ⅰ类	A级
1.6.5 糖尿病[2-3]	Ⅰ类	A级

方法	证据等级	推荐强度
1.6.6 老年患者[2,8]	I 类	A 级
1.6.7 肥胖[2,8]	I 类	A 级
1.6.8 贫血[2-3]	I 类	A 级
1.6.9 凝血功能障碍[2-3]	I 类	A 级
1.6.10 血栓形成危险因素评估[2,9]	I 类	A 级
1.6.11 电解质紊乱[2-3]	I 类	A 级

2. 麻醉评估

麻醉评估	证据等级	推荐强度
2.1 术前用药评估[2]	I 类	A 级
2.2 术前气道评估[2,8]	I 类	A 级
2.3 麻醉安全综合评估[2-3]	I 类	A 级

3. 肿瘤相关评估

方法	证据等级	推荐强度
3.1　原发肿瘤评估		
3.1.1　乳腺超声[10]	I 类	A 级
3.1.2　乳腺 X 射线摄影[11]	I 类	A 级
3.1.3　乳腺 MRI		
a. 临床或 X 线 / 超声检查的不确定发现[11]	II 类	A 级
b. 确定同侧乳腺肿瘤的范围、是否存在多灶或多中心性肿瘤[11]	II 类	A 级
c. 伴腋窝淋巴结转移性病变的隐匿性原发性乳腺癌[11]	II 类	A 级
3.1.4　明确肿瘤雌 / 孕激素受体及 HER2 状态[11]	I 类	A 级
3.2　区域淋巴结评估		
可疑淋巴结行穿刺活检[12]	I 类	A 级
3.3　远处病灶的评估		
3.3.1　伴局部骨痛或碱性磷酸酶升高的患者,行骨扫描[11]	II 类	A 级
3.3.2　出现肺部症状行胸部强化 CT[11]	II 类	A 级
3.3.3　肝功能异常、碱性磷酸酶升高、腹部不适症状 / 查体异常,行腹部 ± 盆腔强化 CT 或 MRI 检查[11]	II 类	A 级

方法	证据等级	推荐强度
3.3.4　常规影像学检查结果可疑或不确定、ⅢA 期及以上的局部晚期或转移性患者,行 PET-CT[11]	Ⅱ类	B 级
3.4　乳腺癌患者的伴随评估		
3.4.1　对有罹患遗传性乳腺癌风险的患者,行遗传学咨询[10]	Ⅱ类	A 级
3.4.2　对所有具有生育潜能的女性进行妊娠检测[11]	Ⅱ类	A 级
3.4.3　评估心理状态[11]	Ⅱ类	A 级
3.5　新辅助治疗相关评估		
3.5.1　新辅助治疗前病灶标记[13]	Ⅱ类	A 级
3.5.2　每两个周期通过影像学评估[13]	Ⅱ类	A 级
3.5.3　新辅助治疗后原发肿瘤评估		
a. 乳腺超声[13-14]	Ⅰ类	A 级
b. 乳腺 MRI[14]	Ⅱ类	A 级
c. 新辅助治疗前乳腺 X 射线摄影示病灶明确,新辅助治疗后可再次行乳腺 X 射线摄影[14]	Ⅱ类	A 级
3.5.4　新辅助治疗后区域淋巴结评估		
a. 乳腺超声[14]	Ⅰ类	A 级
b. 乳腺 MRI[14]	Ⅱ类	A 级

二、讨论

术前评估是乳腺癌外科治疗的重要环节,是手术顺利实施的基本保证,在很大程度上关系到手术的成败与疗效。外科医师应高度重视术前评估工作,对年老体弱或者合并其他严重疾病的患者尤为重要[2-4]。专家组认为,术前应详细询问乳腺癌患者病史,并进行全面体格检查[3]。除常规的实验室检查外,还需要进行涉及包括心、肺、肝、肾等重要器官功能的检查和全身营养状况评价[2-3],并排除患者有无骨骼和远隔脏器转移。手术前应了解患者既往服药情况,评价患者服用药物和麻醉用药、手术风险之间可能出现的多种相互作用[2]。建议评估影响维持呼吸道通畅及顺利完成气管内插管的因素,如病态肥胖、颌关节活动受限或颈椎病等[3,8]。同时,建议排除呼吸系统感染、心功能不全或其他可能没有被诊断的疾病[2,15]。推荐术前访视,对患者合并的高血压、糖尿病、冠心病或慢性阻塞性肺疾病的严重程度做出评估,通过多学科综合治疗协作组(multiple disciplinary treatment,MDT)会诊提出治疗意见并制订适宜的麻醉方案。

专家组推荐乳腺癌患者术前应进行肿瘤学评估[10-11]。推荐合理选用乳腺超声、乳腺 X 射线摄影、乳腺磁共振成像等检查手段对肿瘤数量、位置、大小、区域淋巴结状况及远处病灶进行描述[10,16-17]。并参考美国癌症联合委员会(American Joint Committee on Cancer,AJCC)编写的《常见肿瘤 AJCC 分期手册(第 8 版)》[18]进行 TNM 分期。专家组认为,应充分认识乳腺 MRI 的应用价值,乳腺 MRI 检查敏感度高,能显示多病灶、多中心或隐匿性肿瘤,并能同时显示肿瘤与胸壁的关系、腋窝淋巴结转移情况等,为制订手术方案提供更可靠的依据;但其特异度中等,对微小钙化性病变显示不满意,且有一定的假阳性结果,不能仅凭 MRI 的发现决定手术[10-12,16-17]。

乳腺癌病理学评价至关重要,专家组推荐优先选择超声引导下空芯针穿刺活检(core needle biopsy,CNB)[10-12]。推荐选择超声引导下 CNB 或细针抽吸活检(fine-needle aspiration biopsy,FNAB)对怀疑恶性的区域淋巴结进行穿刺检查[19]。推荐参照我国《乳腺癌雌、孕激素受体免疫组织化学检测指南(2015 版)》[20]及《乳腺癌 HER2 检测指南(2019 版)》[21]的检测标准,对乳腺癌病灶进行雌激素受体(estrogen receptor,ER)、孕激素受体(progesterone receptor,PR)、人表皮生长因子受体 2(human epidermal growth factor receptor 2,HER2)及 Ki-67 的检测。

专家组推荐确诊乳腺癌的患者在出现骨痛、病理性骨折、碱性磷酸酶升高或高钙血症等可疑骨转移征象时选择骨放射性核素扫描检查[10-12,22]。推荐临床分期ⅢA 期以上患者进行骨放射性核素扫描筛查[11-12]。推荐确诊乳腺癌患者行胸部低剂量 CT 筛查[11-12],在必要时行胸部强化 CT 检查[10-11,22]。推荐确诊乳腺癌患者行腹部超声筛查[11,22],对于肝功能异常、碱性磷酸酶升高、腹部不适症状 / 查体异常的患者,推荐行腹部 ± 盆腔强化 CT 或 MRI 检查[10-12,22]。在常规影像学检查结果可疑或不确定,特别是临床分期ⅢA 期及以上的局部晚期或转移性患者中,推荐行正电子发射计算机体层显像仪(positron emission tomography and computed tomography,PET/CT)联合常规检查[10-12,22]。不推荐 PET/CT 常规用于临床Ⅰ、Ⅱ期乳腺癌的分期诊断[23]。

具有显著乳腺癌遗传倾向或家族史的女性,推荐接受专业遗传咨询[10,24],并在必要时进行 BRCA1/2 胚系突变检测。推荐对所有具有生育潜能的女性进行妊娠检测[11],妊娠与非妊娠患者的手术、化疗、内分泌治疗及放疗的选择和使用时机不同。推荐对确诊乳腺癌患者行心理状态评估[10-11,25]，了解患者的心理变化特点及心理状态，以提供必要的心理和社会支持。

新辅助治疗过程中的病灶评估对手术方式的选择至关重要。新辅助治疗前应对原发灶采用超声引导下金属标记物植入或表皮文身的方式进行标记[12,25]。建议新辅助治疗期间每2个周期采用相同的影像学方法对肿瘤径线进行评价[12-13]，并参考实体瘤疗效评价标准（RECIST 1.1）评价疗效。专家组推荐优先选择超声、MRI进行评价[12-14]，其中MRI对判断新辅助治疗后肿瘤退缩模式具有优势，有助于客观评估残余肿瘤范围，合理地选择新辅助治疗后的手术方式。

（执笔：郑　超　余之刚）

附件　投票情况

本指南投票委员会成员共84名，其中乳腺外科医师71人（84.52%），肿瘤内科医师4人（4.76%），医学影像科医师4人（4.76%），病理科医师2人（2.38%），放疗科医师2人（2.38%），流行病学专家1人（1.19%）。

参考文献

［1］ ZURRIDA S, VERONESI U. Milestones in breast cancer treatment [J]. Breast J, 2015, 21 (1): 3-12.

［2］ DE HERT S, STAENDER S, FRITSCH G, et al. Pre-operative evaluation of adults undergoing elective noncardiac surgery: updated guideline from the European Society of Anaesthesiology [J]. Eur J Anaesthesiol, 2018, 35 (6): 407-465.

[3] APFELBAUM J L, CONNIS R T, NICKINOVICH D G, et al. Practice advisory for preanesthesia evaluation: an updated report by the American Society of Anesthesiologists Task Force on Preanesthesia Evaluation [J]. Anesthesiology, 2012, 116 (3): 522-538.

[4] Routine preoperative tests for elective surgery: ©NICE (2016) Routine preoperative tests for elective surgery [J]. BJU Int, 2018, 121 (1): 12-16.

[5] 中国高血压防治指南修订委员会 . 中国高血压防治指南 (2018 年修订版)[J]. 中国心血管杂志 , 2019, 24 (1): 24-56.

[6] 中华医学会糖尿病学分会 . 中国 2 型糖尿病防治指南 (2017 年版)[J]. 中华糖尿病杂志 , 2018, 10 (1): 4-67.

[7] FLEISHER L A, FLEISCHMANN K E, AUERBACH A D, et al. 2014 ACC/AHA guideline on perioperative cardiovascular evaluation and management of patients undergoing noncardiac surgery: executive summary: a report of the American College of Cardiology/American Heart Association Task Force on Practice Guidelines [J]. Circulation, 2014, 130 (24): 2215-2245.

[8] QASEEM A, SNOW V, FITTERMAN N, et al. Risk assessment for and strategies to reduce perioperative pulmonary complications for patients undergoing noncardiothoracic surgery: a guideline from the American College of Physicians [J]. Ann Intern Med, 2006, 144 (8): 575-580.

[9] 刘凤林 , 张太平 , 中华医学会外科学分会 . 中国普通外科围手术期血栓预防与管理指南 [J]. 中华

外科杂志 , 2016, 54 (5): 321-327.

[10] CARDOSO F, KYRIAKIDES S, OHNO S, et al. Early breast cancer: ESMO clinical practice guidelines for diagnosis, treatment and follow-up†[J]. Ann Oncol, 2019, 30 (8): 1194-1220.

[11] National Comprehensive Cancer Network. NCCN clinical practice guidelines in oncology: breast cancer, Version 1. 2021 [EB/OL].(2021-01-15)[2021-02-01]. https://www. nccn. org/professionals/physician_gls/default. aspx.

[12] 中国临床肿瘤学会指南工作委员会 . 中国临床肿瘤学会 (CSCO) 乳腺癌诊疗指南 2020 [M]. 北京 : 人民卫生出版社 , 2020.

[13] 邵志敏 , 江泽飞 , 李俊杰 , 等 . 中国乳腺癌新辅助治疗专家共识 (2019 年版)[J]. 中国癌症杂志 , 2019, 29 (5): 390-400.

[14] SLANETZ P J, MOY L, BARON P, et al. ACR Appropriateness Criteria® monitoring response to neoadjuvant systemic therapy for breast cancer [J]. J Am Coll Radiol, 2017, 14 (11S): S462-S475.

[15] GARCÍA-MIGUEL F J, SERRANO-AGUILAR P G, LÓPEZ-BASTIDA J. Preoperative assessment [J]. Lancet, 2003, 362 (9397): 1749-1757.

[16] DITSCH N, UNTCH M, THILL M, et al. AGO recommendations for the diagnosis and treatment of patients with early breast cancer: update 2019 [J]. Breast care (Basel), 2019, 14 (4): 224-245.

[17] MOY L, HELLER S L, BAILEY L, et al. ACR Appropriateness Criteria® palpable breast masses [J]. J Am Coll Radiol, 2017, 14 (5S): S203-S224.

［18］ AMIN M B, EDGE S B, GREENE F L, et al. AJCC cancer staging manual [M]. 8th ed. New York: Springer, 2017.

［19］ EVANS A, TRIMBOLI R M, ATHANASIOU A, et al. Breast ultrasound: recommendations for information to women and referring physicians by the European Society of Breast Imaging [J]. Insights Imaging, 2018, 9 (4): 449-461.

［20］《乳腺癌雌、孕激素受体免疫组织化学检测指南》编写组 . 乳腺癌雌、孕激素受体免疫组织化学检测指南 (2015 版)[J]. 中华病理学杂志 , 2015, 44 (4): 237-239.

［21］《乳腺癌 HER2 检测指南》编写组 . 乳腺癌 HER2 检测指南 (2019 版)[J]. 中华病理学杂志 , 2019, 48 (3): 169-175.

［22］ CARDOSO F, SENKUS E, COSTA A, et al. 4th ESO-ESMO international consensus guidelines for advanced breast cancer (ABC 4)[J]. Ann Oncol, 2018, 29 (8): 1634-1657.

［23］ BERNSDORF M, BERTHELSEN A K, WIELENGA V T, et al. Preoperative PET/CT in early-stage breast cancer [J]. Ann Oncol, 2012, 23 (9): 2277-2282.

［24］ DALY M B, PAL T, BERRY M P, et al. Genetic/familial high-risk assessment: breast, ovarian, and pancreatic, Version 2. 2021, NCCN clinical practice guidelines in oncology [J].J Natl Compr Canc Netw, 2021, 19 (1): 77-102.

［25］ 中国抗癌协会乳腺癌专业委员会 . 中国抗癌协会乳腺癌诊治指南与规范 (2019 年版)[J]. 中国癌症杂志 , 2019, 29 (8): 609-680.

第三章
乳腺增生诊治临床实践指南

乳腺增生是一种非炎症性、非肿瘤性病变[1]，是由于乳腺实质和间质不同程度地增生及复旧不全所致的乳腺正常结构紊乱。其命名存在诸多差异，国外文献通常将之称为乳腺腺病（mastopathy）、纤维囊性乳腺病（fibroadenosis）、乳腺纤维囊性病（fibrocystic breast disease）、乳痛症（mastalgia）、乳腺纤维囊性改变（fibrocystic change）、良性乳腺结构不良（benign mammary dysplasia）、硬化性腺病（sclerosing adenosis）等。

由于对乳腺增生认识的局限性，以及其临床表现与影像学、组织病理学表现不一致，乳腺增生的诊疗模式还是缺乏规范性和科学性。尤其我国受西方医学和传统医学的共同影响，如何做到乳腺增生诊治理念与流程的规范化越来越引起专业医师的关注。本指南在复习国内外文献基础上，参照GRADE系统，对乳腺增生诊断与治疗相关临床问题进行证据质量评价，并结合中国乳腺外科临床实践的可及性，制定《乳腺增生诊治临床实践指南（2021版）》，为国内乳腺专科医师临床工作提供参考。

一、推荐意见

1. 定义

定义	证据等级	推荐强度
1.1 乳腺腺体非炎症、非肿瘤性病变[a][1]	Ⅱ类	A级

注:[a]乳腺增生常见于育龄妇女,是由于女性体内激素代谢障碍使乳腺实质和间质增生过度和复旧不全或乳腺实质成分中女性激素受体的质和量异常使乳房各部分增生程度参差不齐,进而导致的乳腺正常结构紊乱,以乳房周期性/非周期性疼痛、结节状态或肿块为临床表现,少数患者可合并乳头溢液[1]。

2. 临床表现

症状与体征	证据等级	推荐强度
2.1 乳房周期/非周期性疼痛[1]	Ⅱ类	A级
2.2 乳房结节状态或腺体弥漫性增厚[1]	Ⅱ类	A级
2.3 少数患者可有乳头溢液[1]	Ⅱ类	A级

3. 诊断方法

	诊断方法	证据等级	推荐强度
3.1	病史采集 [a][2]	I 类	A 级
3.2	系统查体 [b][2]	I 类	A 级
3.3	乳腺超声 [c][2]	I 类	A 级
3.4	乳腺 X 射线摄影 [d][2]	I 类	A 级
3.5	乳腺磁共振成像 [e][2]	I 类	A 级
3.6	组织病理学检查 [f][2]	I 类	A 级

注：[a] 病史采集包括症状类型、伴随症状、持续时间、加重和缓解因素、既往是否患有乳腺或卵巢相关疾病及评估乳腺癌风险需要的家族史等信息。如果伴随乳房疼痛者需要了解疼痛类型、与月经的关系、持续时间、位置、程度、目前是否服用激素类/避孕药物等。

[b] 乳腺查体可采用患者直立和仰卧两个体位对乳房进行视诊和触诊。

[c] 乳腺超声对乳腺致密腺体中的结节和囊、实性肿物的分辨率远优于乳腺 X 射线摄影。

[d] 乳腺 X 射线摄影是发现早期癌和微小癌的重要手段，对于发现微钙化灶具有优势。

[e] 乳腺磁共振成像具有更高的检查敏感性，可以作为高危人群者乳腺超声及乳腺 X 射线摄影的补充。

[f] 活检方式包括空芯针穿刺活检（CNB）、真空辅助乳腺活检（VABB）及切除活检。

4. 治疗原则

治疗原则	证据等级	推荐强度
4.1 定期随访[2-3]	Ⅰ类	A级
4.2 非药物治疗(包括心理疏导、调整饮食和生活习惯)[2-3]	Ⅰ类	A级
4.3 对症治疗[1,4-5]	Ⅱ类	A级

二、讨论

由于乳腺增生的病理学形态多样、复杂且缺乏特异性,因此其命名较为混乱,定义也存在着分歧。专家组经讨论和投票后推荐其命名为乳腺增生,是指乳腺腺体非炎症、非肿瘤性病变,其本质是乳腺实质和间质不同程度地增生及复旧不全所致的乳腺正常结构紊乱[6]。

乳腺增生主要症状是乳房周期性/非周期性疼痛、结节状态,少数患者可合并乳头溢液[1,6]。乳腺结节状态包括颗粒状结节、条索状结节、肿块状物,以及局限性或弥漫性腺体增厚等。查体一侧或双侧乳房内触及单发或多发质韧结节,可与周围组织分界不清,质地、大小可随月经发生周期性变化。乳腺增生的诊断是建立在排除相关疾病的基础上,详细的病史采集、系统的查体,同时结合患者的临床表现、辅助检查及病理诊断做出[6]。

影像学检查是诊断乳腺增生的重要步骤，目的是排除其他相关疾病尤其是乳腺癌。我国女性乳腺腺体较西方女性致密，乳房体积较小，考虑到超声检查的无创性和可及性，专家组优先推荐年轻女性或腺体丰富者选择超声检查。乳腺增生的超声表现多为回声增粗、增强，内可见低回声结节，结节边缘不规则，界限欠清晰，后方回声无衰减或有轻度增强，彩色多普勒仅见少量点状或短棒状血流信号[7]。研究证实乳腺X射线摄影检查用于乳腺癌筛查能够有效降低乳腺癌患者死亡率[8]，因此，在乳腺癌的筛查和诊断中具有重要的作用。可触及明确肿块的乳腺增生患者中超过半数X线检查表现为无明显边界的片状密度增高影或结节影，可伴有钙化灶[9]。但是致密乳腺组织降低了乳腺X射线摄影检测病变的敏感性，并可能掩盖潜在小病灶。对于不适合行乳腺超声或乳腺X射线摄影检查者，或两者检查为阴性且为乳腺癌高危风险的女性可将乳腺磁共振作为其补充性检查[10]。

乳腺增生的组织病理学形态复杂多样，其分类也因此存在分歧。文献报道将其分为两类[6]：①乳腺腺病，包括小叶增生型、纤维腺病型、硬化性腺病型；②乳腺囊性增生病（症），分为4个亚型，即囊肿、导管上皮增生、盲管型腺病、顶泌汗腺样化生。以上几种类型可单独存在，也可同时出现在同一患者的乳腺小叶内，各小叶的增生发展也不完全一致。

不同病理学表现的乳腺增生发生乳腺癌的危险性不同[11]。其中，乳腺囊性增生癌变率为1%~5%，只有组织病理活检证实为伴有非典型增生时其发生乳腺癌的危险性才会明显增加[12-16]。因此，乳腺增生的治疗应针对不同的临床表现及病理学类型予以区分。

乳腺增生以定期随访和非药物治疗为主要治疗手段。对于伴随轻至中度疼痛的乳腺增生患者以心理疏导及生活习惯干预为主[4,17]；严重疼痛持续性存在的患者，可考虑给予药物治疗[11]。文献提示溴隐亭[18-19]、达那唑[20]及他莫昔芬对于严重的乳房疼痛治疗效果良好[21-23],但是,目前尚缺少证据支持药物治疗可以缓解乳腺增生的病理改变,因此,需要充分考虑药物的副作用,权衡利弊。有关中国传统医学治疗乳腺增生的临床作用缺少高级别证据,本指南未做推荐。

乳腺增生病变多弥漫,局部手术切除不能解决根本问题。该病本身并无手术治疗的指征,外科干预主要是为了避免漏诊、误诊乳腺癌,穿刺活检或切除可疑病变及避免临床低估。当乳腺增生患者伴有非典型增生或一级亲属中有乳腺癌家族史等高风险因素时,应将其视为乳腺癌高风险人群,医师应对其实施临床预防策略,常用的预防方法包括密切随访、药物干预和手术干预。

随着新的循证医学证据不断出现,乳腺增生的相关理念也在不断更新,并影响具体的临床实践,建立乳腺增生诊断、治疗规范化体系,能够避免乳腺良性疾病的恶变风险评估被扩大,避免部分患者受到过度治疗,造成医疗资源的浪费和受治者不必要的身心损害。

(执笔:马 薇 金紫凝 王 旭 傅芳萌 郭雯珲 徐莹莹 陈 波 金 锋 王 川 姚 凡)

附件 1 投票情况

本指南投票委员会成员共 85 名,其中乳腺外科医师 71 人(83.53%),肿瘤内科医师 4 人(4.71%),医学影像科医师 3 人(3.53%),超声诊断科医师 1 人(1.18%),病理科医师 2 人(2.35%),放疗科医师 2 人(2.35%),流行病学专家 2 人(2.35%)。

附件 2　影像学及病理学诊断方法推荐意见

1. 乳腺超声

乳腺超声检查应参照《乳腺疾病超声检查质量控制专家共识(2019 版)》[24]进行乳腺超声标准化存图及结构化报告。该项检查适用于所有年龄段女性,是年轻、孕期及哺乳期、腺体致密患者的优选影像学检查方法,尤其是临床怀疑为囊性病变或良性病变者,超声检查是其首选[2,24-25]。

2. 乳腺 X 射线摄影

乳腺 X 射线摄影检查诊断准确度高、操作简便,可以显示乳腺内肿块和微小钙化,但对致密型乳腺、近胸壁肿块的显示不佳。因此,中国抗癌协会推荐乳腺 X 射线摄影作为年龄大于 40 岁、一般风险女性的主要乳腺癌筛查方法[26]。对于临床怀疑恶性病变或可疑钙化者,推荐乳腺 X 射线摄影检查。但乳腺炎急性期、乳腺术后或外伤后伤口未愈者、妊娠期或巨大肿瘤难以压迫乳房、恶性肿瘤皮肤破溃面积大的患者不适合该项检查[27]。

3. 乳腺 MRI

乳腺 MRI 组织分辨率高,可应用多序列、多参数、动态增强扫描方法等,显示病灶大小、形态、数量优于其他影像检查方法,但检查费时、费用较高、对钙化显示不佳、假阳性率高,因此不作为常规检查,可以作为高危人群超声及乳腺 X 射线摄影的补充。此外,乳腺 MRI 在良恶性病变鉴别、乳腺癌患者术前评估、隐匿性乳腺癌(伴腋下淋巴结转移)的诊断、乳腺癌新辅助化疗疗效监测等方面具有重要价值[28]。

4. 组织病理学检查

组织病理学检查的适应证和操作等详见《超声引导乳腺病灶和区域淋巴结穿刺活检临床实践指南(2021 版)》中乳腺病灶穿刺活检的相关内容,对于可能出现病理学低估者可考虑进行切除活检。

参考文献

[1] 赵玉沛 , 陈孝平 . 外科学 [M]. 3 版 . 北京 : 人民卫生出版社 , 2015.

[2] National Comprehensive Cancer Network. NCCN clinical practice guidelines in oncology: breast cancer screening and diagnosis, Version 1. 2020[EB/OL].(2020-09-17)[2021-02-01]. https:// www. nccn. org/professionals/physician_gls/pdf/breast. pdf.

[3] ROSOLOWICH V, SAETTLER E, SZUCK B, et al. Mastalgia [J]. J Obstet Gynaecol Can, 2006, 28 (1): 49-57.

[4] LOCHNER J, LARSON M, TORELL E, et al. How best to address breast pain in nonbreastfeeding women [J]. J Fam Pract, 2019, 68 (7): 379, 382, 384, 388.

[5] Committee on Practice Bulletins-Gynecology. Practice Bulletin No. 164 Summary: diagnosis and management of benign breast disorders [J]. Obstet Gynecol, 2016, 127 (6): 1181-1183.

[6] 中华预防医学会妇女保健分会乳腺保健与乳腺疾病防治学 . 乳腺增生症诊治专家共识 [J]. 中国实用外科杂志 , 2016, 36 (7): 759-762.

[7] 张建兴 . 乳腺超声诊断学 [M]. 北京 : 人民卫生出版社 , 2012.

[8] HOFVIND S, URSIN G, TRETLI S, et al. Breast cancer mortality in participants of the Norwegian Breast Cancer Screening Program [J]. Cancer, 2013, 119 (17): 3106-3112.

[9] 张保宁 . 乳腺肿瘤学 [M]. 北京 : 人民卫生出版社 , 2013.

[10] SASLOW D, BOETES C, BURKE W, et al. American Cancer Society guidelines for breast screening with MRI as an adjunct to mammography [J]. CA Cancer J Clin, 2007, 57 (2): 75-89.

[11] RUNGRUANG B, KELLEY J L 3RD. Benign breast diseases: epidemiology, evaluation, and management [J]. Clin Obstet Gynecol, 2011, 54 (1): 110-124.

[12] COLLINS L C, ARONER S A, CONNOLLY J L, et al. Breast cancer risk by extent and type of atypical hyperplasia: an update from the Nurses'Health Studies [J]. Cancer, 2016, 122 (4): 515-520.

[13] DEGNIM A C, VISSCHER D W, BERMAN H K, et al. Stratification of breast cancer risk in women with atypia: a Mayo cohort study [J]. J Clin Oncol, 2007, 25 (19): 2671-2677.

[14] MORROW M, SCHNITT S J, NORTON L. Current management of lesions associated with an increased risk of breast cancer [J]. Nat Rev Clin Oncol, 2015, 12 (4): 227-238.

[15] KABAT G C, JONES J G, OLSON N, et al. A multi-center prospective cohort study of benign breast disease and risk of subsequent breast cancer [J]. Cancer Causes Control, 2010, 21 (6): 821-828.

[16] HARTMANN L C, SELLERS T A, FROST M H, et al. Benign breast disease and the risk of breast cancer [J]. N Engl J Med, 2005, 353 (3): 229-237.

[17] IDDON J, DIXON J M. Mastalgia [J]. BMJ, 2013, 347: f3288.

［18］ NAZLI K, SYED S, MAHMOOD M R, et al. Controlled trial of the prolactin inhibitor bromocrip-
tine (Parlodel) in the treatment of severe cyclical mastalgia [J]. Br J Clin Pract, 1989, 43 (9): 322-327.

［19］ MANSEL R E, DOGLIOTTI L. European multicentre trial of bromocriptine in cyclical mastalgia [J].
Lancet, 1990, 335 (8683): 190-193.

［20］ O'BRIEN P M, ABUKHALIL I E. Randomized controlled trial of the management of premen-
strual syndrome and premenstrual mastalgia using luteal phase-only danazol [J]. Am J Obstet
Gynecol, 1999, 180 (1 Pt 1): 18-23.

［21］ SRIVASTAVA A, MANSEL R E, ARVIND N, et al. Evidence-based management of mastalgia: a
meta-analysis of randomised trials [J]. Breast, 2007, 16 (5): 503-512.

［22］ GHASSAB-ABDOLLAHI N, MIRGHAFOURVAND M, OSOULI TABRIZI S. The effect of
centchroman on mastalgia: a systematic review [J]. Eur J Contracept Reprod Health Care, 2019, 24
(1): 71-79.

［23］ ORTÍZ-MENDOZA C M, LUCAS FLORES M A, DOMVILLE EDE G. Mastalgia treatment with
tamoxifen [J]. Ginecol Obstet Mex, 2003, 71: 502-507.

［24］ 姜玉新. 乳腺疾病超声检查质量控制专家共识 (2019 版)[J]. 中华超声影像学杂志 , 2020, 29 (1):
1-5.

［25］ SHEN S, ZHOU Y, XU Y, et al. A multi-centre randomised trial comparing ultrasound vs mammog-
raphy for screening breast cancer in high-risk Chinese women [J]. Br J Cancer, 2015, 112 (6): 998-1004.

［26］中国抗癌协会,国家肿瘤临床医学研究中心(天津医科大学肿瘤医院).中国女性乳腺癌筛查指南[J].中国肿瘤临床,2019 (9): 429-431.

［27］中华医学会影像技术分会,中华医学会放射学分会.乳腺影像检查技术专家共识[J].中华放射学杂志,2016, 50 (8): 561-565.

［28］中华医学会放射学分会乳腺学组.乳腺MRI检查共识[J].中华放射学杂志,2014, 48 (9): 723-725.

第四章
非哺乳期乳腺炎诊治临床实践指南

　　非哺乳期乳腺炎（non-puerperal mastitis, NPM）是一组发生在女性非哺乳期、病因不明的乳腺良性疾病。其病理类型主要包括导管周围乳腺炎（periductal mastitis, PDM），肉芽肿性小叶乳腺炎（granulomatous lobular mastitis, GLM）。临床以乳腺肿块及乳腺脓肿为主要表现，后期形成周围瘘管、窦道或溃疡而迁延不愈，自然病程为 9~12 个月且易复发。目前缺乏标准治疗方案。为帮助临床医师选择相对合理的诊治方案，中华医学会外科学分会乳腺外科学组通过文献查阅与专家讨论确定了非哺乳期乳腺炎临床实践指南的关键临床问题，并参照 GRADE 系统对相关证据进行评价，制定《非哺乳期乳腺炎诊治临床实践指南（2021 版）》，为乳腺专业临床医师提供参考。

一、推荐意见

1. 诊断方法

诊断方法	证据等级	推荐强度
1.1　诊断方法		
1.1.1　乳腺超声[1]	Ⅰ类	A级
1.1.2　病原微生物检查[2]	Ⅱ类	A级
1.1.3　组织病理诊断*[1]	Ⅰ类	A级
1.2　活检方式		
1.2.1　空芯针穿刺活检(CNB)[3-4]	Ⅰ类	A级
1.2.2　真空辅助乳腺活检(VABB)[5]	Ⅱ类	B级

注:* 导管周围乳腺炎镜下可见病变导管高度扩张,管腔内充满粉红色颗粒状浓稠物质,并常见脂肪酸结晶,扩张导管周围可见淋巴细胞、浆细胞和中性粒细胞浸润;肉芽肿性小叶乳腺炎镜下表现为以乳腺小叶单位为中心的非干酪样肉芽肿,呈多灶性分布,主要由上皮样细胞、朗汉斯巨细胞、中性粒细胞和淋巴细胞构成,大小不等,伴或不伴微脓肿。

2. 药物治疗

药物选择	证据等级	推荐强度
2.1　肉芽肿性小叶乳腺炎		
类固醇激素 [a][6]	Ⅲ类	B级
2.2　导管周围乳腺炎		
2.2.1　炎症急性期抗感染治疗 [b][2]	Ⅱ类	A级
2.2.2　反复发作形成窦道或皮肤溃疡经病理确诊为 PDM 者采用抗分枝杆菌治疗[7-8][c]	Ⅲ类	B级

注：[a] 类固醇激素可选择泼尼松或甲泼尼龙,通常给药剂量按泼尼松 0.75mg/(kg·d) 计算,建议维持治疗 2 周,出现临床症状缓解后开始逐渐减量,达到完全缓解的时间因人而异(1.5~20 个月)。

[b] 广谱抗生素用于急性期控制炎症反应,单独使用抗生素治疗并不能完全缓解病情。

[c] 方案可选择异烟肼(300mg/d)、利福平(450mg/d)联合乙胺丁醇(750mg/d)或吡嗪酰胺(750mg/d)。文献建议平均疗程为 9~12 个月。

3. 手术治疗

手术治疗	证据等级	推荐强度
3.1 脓肿型		
3.1.1 脓肿切开引流术[9]	I类	A级
3.1.2 <3cm、单房脓肿行超声引导下脓肿穿刺引流[10-11]	II类	A级
3.2 窦道、瘘管型		
瘘管切除术[12]	III类	B级

二、讨论

NPM病因不清,循证医学证据匮乏。本指南主要基于回顾性研究,结合临床诊治经验对NPM诊断方法、活检方式、病理分类、药物治疗、手术治疗等方面提出临床建议。

NPM需结合临床表现、辅助检查和组织病理学进行综合分析,在排除乳腺结核和特异性肉芽肿性病变的基础上作出诊断。专家组推荐乳腺超声是诊断NPM的首选影像学检查方法,可用于评价病灶的性质和脓肿的范围[13]。对于乳腺X射线摄影对NPM诊断的价值证据有限。乳腺磁共振成像具有较高的检查特异性,弥散加权成像(diffusion-weighted imaging,DWI)可以为PDM和GLM鉴别提供部分参考依据[14]，但证据有限，专家组并不推荐 MRI 作为常规的影像学检查手段。

导管周围乳腺炎和肉芽肿性小叶乳腺炎临床表现相似，但治疗方案及预后不同。专家组推荐对 NPM 患者应进行病理分类诊断。组织病理的获取方式优先选择空芯针穿刺活检，对于切开引流的患者也可以切取脓腔壁进行活检。细针抽吸活检（fine-needle aspiration biopsy，FNAB）取材量少，专家组不推荐其作为 NPM 病理活检的常规手段。

类固醇激素在 GLM 药物治疗中的地位受到关注，回顾性研究显示口服类固醇激素治疗 GLM 有效率为 72%~86%，同侧复发率为 4%，对侧复发率为 0.97%[15-16]。meta 分析显示药物治疗与手术治疗 GLM 复发率相似[17]，但药物治疗创伤小，专家组同意肿块型 GLM 可以考虑类固醇激素治疗。手术治疗能够提供准确的病理诊断，有效切除病变组织，研究显示有效率为 79%~91.7%，复发率为 1%~50%[18-19]。手术并发症包括切口愈合延迟、影响美观、乳腺瘘管、乳头内陷、皮瓣坏死、血肿、感染、疼痛等。有关免疫抑制剂相关治疗方案缺乏高级别证据，专家组未提出推荐意见。

对病理学确诊 PDM 且反复发作形成窦道者，可能存在非结核分枝杆菌（nontuberculous mycobacteria，NTM）感染，文献报道，9~12 个月抗分枝杆菌治疗可以获益[8]。由于缺少明确的病原学证据，专家组同意对怀疑 NPM 患者留取病原学标本，通过镜检、细菌培养寻找病原微生物证据，有条件者可行核酸测序鉴定病原菌。专家组认为 PDM 手术治疗应根据患者的临床分期和类型不同选择适宜的手术时机和手术方式，单纯乳房切除术应慎重选择。

以脓肿为主要临床表现的 NPM，引流脓液是基本的治疗原则。超声引导下脓肿穿刺引流和脓肿切开引流均能有效引流脓液。由于缺乏高级别证据，专家组经讨论认为 <3cm、单房脓肿，可试行超声

引导下穿刺引流(ultrasound-guided aspiration);>3cm、多房脓肿或反复穿刺抽吸无效者仍需行脓肿切开引流术。

（执笔：周 飞　商星辰　田兴松　余之刚）

附件 1　投票情况

本指南投票委员会成员共79名，其中乳腺外科专业医师66人(83.5%)，肿瘤内科专业医师4人(5.1%)，医学影像科专业医师4人(5.1%)，病理科专业医师2人(2.5%)，放射治疗专业医师1人(1.3%)，流行病学专业医师2人(2.5%)。

附件 2　导管周围乳腺炎和肉芽肿性小叶乳腺炎的病理特征[20-22]

一、导管周围乳腺炎

1. 大体检查

乳头及乳晕下肿块，质地硬韧，无包膜，肿块切面呈灰白或灰黄色，可见数量不等的扩张导管，管壁增厚，内含棕黄或淡黄色黏稠物。

2. 镜下改变

(1)隐匿期：乳头及乳晕下输乳管和终末集合管呈不同程度扩张，管腔增大，横径最高可达 3~4cm，正常皱襞消失，内衬上皮呈扁平、立方状或消失，管腔内有脱落上皮、脂质性分泌物、胆固醇结晶、钙化物及泡沫状组织细胞，导管周围纤维化，部分玻璃样变，并可有轻度炎症反应，局部可发现少量淋巴细胞、浆细胞。

(2)肿块期：导管内积聚物较隐匿期明显增多，继而可出现导管壁的破坏。导管壁周围炎性细胞浸润，如淋巴细胞、浆细胞和巨噬细胞明显增多，偶尔可见中性粒细胞及嗜酸性粒细胞，此期有病例表现为以浆细胞聚集为主而被称为"浆细胞性乳腺炎"。

(3)脓肿期：导管结构消失，可见多个脓肿区，淋巴细胞数量与肿块期相当，破碎的中性粒细胞和泡沫细胞明显增多且数量相当，浆细胞仍然存在，但较肿块期略减少，间质纤维组织增生更加明显。

(4)窦道期：脓肿破溃后出现窦道口，镜下脓肿区消失，破碎的中性粒细胞和组织细胞数量与脓肿期相当，但不再聚集，浆细胞和嗜酸性粒细胞减少。

二、肉芽肿性小叶乳腺炎

1. 大体检查

肿块无包膜，质地韧，与周围组织分界不清，极少数病例边界清。切面呈灰白或灰黄，可见粟粒至黄豆大小不等的黄色结节，部分结节中心可见小囊腔。

2. 镜下改变

病变以乳腺小叶为中心,呈多灶性分布,一般局限在乳腺小叶内,少数亦可累及乳腺小叶外。主要特点是以小叶为中心的肉芽肿性炎症灶,肉芽肿性病灶的数量不等,部分病例可伴有微脓肿或中央坏死灶。肉芽肿由上皮样组织细胞、多核巨细胞(异物型和朗汉斯型)组成,周围伴有混合炎性细胞浸润,以淋巴细胞和中性粒细胞为主,偶见浆细胞、嗜酸性粒细胞。病变中的终末导管可扩张并出现导管周围炎,导管上皮破坏或增生,管腔内含分泌物、坏死及渗出物。病变广泛者肉芽肿相互融合,常导致原乳腺小叶内腺管减少或消失。肉芽肿无干酪样坏死。部分肉芽肿中央可见空的囊泡(常被认为脂质溶解空泡),囊泡外为窄或宽的中性粒细胞聚集带,其外周区可见多少不等的淋巴细胞、浆细胞、中性粒细胞、类上皮样组织细胞及多核巨细胞浸润。部分病例肉芽肿中央区无囊泡,或仅见中性粒细胞聚集形成的微脓肿而无肉芽肿形成。

参考文献

[1] Nonmalignant conditions of the breast. ACOG Technical Bulletin Number 156—June 1991 (Replaces No. 71, September 1983)[J]. Int J Gynaecol Obstet, 1992, 39 (1): 53-58.

[2] RUSSELL S P, NEARY C, ABD E S, et al. Breast infections-microbiology and treatment in an era of antibiotic resistance [J]. Surgeon, 2020, 18 (1): 1-7.

[3] VERKOOIJEN H M, PEETERS P H, BUSKENS E, et al. Diagnostic accuracy of large-core needle biopsy for nonpalpable breast disease: a meta-analysis [J]. Br J Cancer, 2000, 82 (5): 1017-1021.

［ 4 ］ COLLINS L C, CONNOLLY J L, PAGE D L, et al. Diagnostic agreement in the evaluation of image-guided breast core needle biopsies: results from a randomized clinical trial [J]. Am J Surg Pathol, 2004, 28 (1): 126-131.

［ 5 ］ HAHN M, KRAINICK-STROBEL U, TOELLNER T, et al. Interdisciplinary consensus recommendations for the use of vacuum-assisted breast biopsy under sonographic guidance: first update 2012 [J]. Ultraschall Med, 2012, 33 (4): 366-371.

［ 6 ］ ÇETIN K, SIKAR H E, GÖRET N E, et al. Comparison of topical, systemic, and combined therapy with steroids on idiopathic granulomatous mastitis: a prospective randomized study [J]. World J Surg, 2019, 43 (11): 2865-2873.

［ 7 ］ 周飞 , 刘璐 , 余之刚 . 非哺乳期乳腺炎诊治专家共识 [J]. 中国实用外科杂志 , 2016 (7): 755-758.

［ 8 ］ 于海静 , 王颀 , 杨剑敏 , 等 . 抗分枝杆菌药物治疗窦道型导管周围乳腺炎 [J]. 中华外科杂志 , 2013, 50 (11): 971-974.

［ 9 ］ RIZZO M, GABRAM S, STALEY C, et al. Management of breast abscesses in nonlactating women [J]. Am Surg, 2010, 76 (3): 292-295.

［ 10 ］ CHANDIKA A B, GAKWAYA A M, KIGULI-MALWADDE E, et al. Ultrasound guided needle aspiration versus surgical drainage in the management of breast abscesses: a Ugandan experience [J]. BMC Res Notes, 2012, 5: 12.

［ 11 ］ NAEEM M, RAHIMNAJJAD M K, RAHIMNAJJAD N A, et al. Comparison of incision and drainage against needle aspiration for the treatment of breast abscess [J]. Am Surg, 2012, 78 (11): 1224-1227.

[12] TAFFURELLI M, PELLEGRINI A, SANTINI D, et al. Recurrent periductal mastitis: surgical treatment [J]. Surgery, 2016, 160 (6): 1689-1692.

[13] CO M, VCC C, WEI J, et al. Idiopathic granulomatous mastitis: a 10-year study from a multicentre clinical database [J]. Pathology, 2018, 50 (7): 742-747.

[14] ZHANG L, HU J, GUYS N, et al. Diffusion-weighted imaging in relation to morphology on dynamic contrast enhancement MRI: the diagnostic value of characterizing non-puerperal mastitis [J]. European Radiology, 2018, 28 (3): 992-999.

[15] AGHAJANZADEH M, HASSANZADEH R, ALIZADEH S S, et al. Granulomatous mastitis: presentations, diagnosis, treatment and outcome in 206 patients from the north of Iran [J]. Breast, 2015, 24 (4): 456-460.

[16] UYSAL E, SORAN A, SEZGIN E, et al. Factors related to recurrence of idiopathic granulomatous mastitis: what do we learn from a multicentre study ? [J]. ANZ J Surg, 2018, 88 (6): 635-639.

[17] ZHOU F, LIU L, LIU L, et al. Comparison of conservative versus surgical treatment protocols in treating idiopathic granulomatous mastitis: a meta-analysis [J]. Breast Care (Basel), 2020, 15 (4): 415-420.

[18] WILSON J P, MASSOLL N, MARSHALL J, et al. Idiopathic granulomatous mastitis: in search of a

therapeutic paradigm [J]. Am Surg, 2007, 73 (8): 798-802.

[19] HUR S M, CHO D H, LEE S K, et al. Experience of treatment of patients with granulomatous lobular mastitis [J]. J Korean Surg Soc, 2013, 85 (1): 1-6.

[20] JIANG L, LI X, SUN B, et al. Clinicopathological features of granulomatous lobular mastitis and mammary duct ectasia [J]. Oncol Lett, 2020, 19 (1): 840-848.

[21] TSE GM, POON CS, RAMACHANDRAM K, et al. Granulomatous mastitis: a clinicopathological review of 26 cases [J]. Pathology, 2004, 36 (3): 254-257.

[22] 陈玲, 张晓云, 王延文, 等. 肉芽肿性小叶性乳腺炎 300 例临床病理学分析 [J]. 中华病理学杂志, 2019, 48 (3): 231-236.

第五章
乳腺纤维腺瘤诊治临床实践指南

　　乳腺纤维腺瘤是女性最常见的乳腺良性肿瘤,各年龄段女性均可发病,发病高峰年龄为15~35岁[1]。大多数纤维腺瘤自然病程较长,临床诊断主要依据临床触诊及乳腺超声,确诊依靠病理学检查。为规范乳腺纤维腺瘤临床诊治,中华医学会外科学分会乳腺外科学组通过查阅文献和意见征集,确定乳腺纤维腺瘤临床关键问题,参照GRADE系统,对相关证据进行评价,并结合中国国情的可及性,制定《乳腺纤维腺瘤诊治临床实践指南(2021版)》,为中国乳腺外科专业医师提供参考。

一、推荐意见

1. 诊断方法

诊断方法		证据等级	推荐强度
1.1	临床触诊[2]	Ⅱ类	A
1.2	乳腺超声[3-8]	Ⅰ类	A
1.3	组织病理学[2,9-11]	Ⅰ类	A

2. 手术治疗

手术治疗		证据等级	推荐强度
2.1	适应证		
2.1.1	肿瘤增长迅速[12]	Ⅱ类	A级
2.1.2	肿瘤长径 >3cm[12]	Ⅱ类	A级
2.1.3	BI-RADS 分类升高[2,12]	Ⅰ类	A级
2.1.4	穿刺病理提示合并非典型增生或不能除外叶状肿瘤[12]	Ⅰ类	A级
2.2	手术方式		
2.2.1	开放切除[2]	Ⅰ类	A级
2.2.2	真空辅助乳腺活检（VABB）*[2,13-15]	Ⅱ类	A级

注:* 计划采取真空辅助乳腺活检的纤维腺瘤具体请参考本指南第十二章。

3. 非手术治疗

非手术治疗	证据等级	推荐强度
3.1　适应证		
3.1.1　影像学分类 BI-RADS 3 类[2,16]	Ⅰ类	A 级
3.1.2　超声影像典型的年轻患者[7-8,17]	Ⅱ类	A 级
3.2　随访时间		
6 个月[16]	Ⅰ类	A 级
3.3　随访方式		
3.3.1　触诊结合超声[2,16]	Ⅰ类	A 级
3.3.2　乳腺 X 射线摄影（≥ 40 岁, 每年 1 次）[16]	Ⅰ类	A 级

二、讨论

　　纤维腺瘤是女性最常见的乳腺良性肿瘤,大多数纤维腺瘤为单发病灶,约 15% 为多发病灶[18]。临床触诊多为卵圆形、质韧、边界清楚、活动度良好的肿物。25%~35% 的纤维腺瘤临床上不可触及[19-21]。

纤维腺瘤临床诊断主要依据触诊及影像学检查。影像学检查包括乳腺超声、乳腺 X 射线摄影和乳腺 MRI。文献报道乳腺超声对纤维腺瘤诊断的准确率可达 78.8%~99.5%[3-8]；乳腺 X 线摄影对纤维腺瘤诊断的特异度为 83.9%，低于超声的特异度 88.2%[22]，但对钙化的良恶性鉴别具有突出优势；乳腺磁共振成像可以进一步提高纤维腺瘤诊断的准确性[23]。针对中国女性乳腺结构特点，专家组优先推荐乳腺超声检查；年龄 ≥ 40 岁、可疑钙化或不除外恶性时可选择乳腺 X 线摄影检查；考虑卫生经济学因素，专家组不推荐乳腺磁共振成像作为纤维腺瘤的常规影像学诊断方法，对于多发病灶、乳腺超声及 X 射线摄影检查后仍不能明确诊断的，可酌情选择磁共振成像检查。

病理学检查是纤维腺瘤的确诊方法。细针抽吸活检、空芯针穿刺活检、真空辅助乳腺活检及切除活检均可作为获得病理学诊断的方法。文献报道，细针抽吸细胞学诊断对于纤维腺瘤的诊断准确性在 36.3%~91.7%[24-27]。空芯针穿刺活检诊断准确性可高达 93.4%~98.28%[9-11]，且操作简便、组织损伤小。因此，专家组推荐空芯针穿刺活检作为纤维腺瘤的首选病理学诊断方法。

纤维腺瘤的癌变风险极低。因此对于绝大多数纤维腺瘤患者来说，空芯针穿刺确诊后规律随访是安全的。对于 BI-RADS 分类 3 类的纤维腺瘤，参照 BI-RADS 分类随访标准，专家组推荐的随访方式为每 6 个月进行触诊结合超声检查，规律随访 2 年且病灶稳定者，参照 BI-RADS 分类随访标准，可延长随访间隔至每 12 个月一次。其中对于 ≥ 40 岁的患者，参考乳腺癌筛查指南及美国放射学院标准，推荐加入乳腺 X 射线摄影检查作为随访影像检查手段[16]。对于超声影像典型的年轻纤维腺瘤患者，仅超声影像进行诊断即可与病理学诊断具有较好的吻合率，极少造成恶性疾病的漏诊。因此不进行穿刺活检,仅使用超声随访观察也是安全可行的[7-8,17]。

　　传统开放手术是纤维腺瘤最有效的外科干预手段,适用于各种纤维腺瘤,尤其适用于较大的肿瘤。超声引导下经皮真空辅助乳腺活检对于大小、位置适宜的纤维腺瘤也是安全有效的,尤其适用于有体表微创需求的患者[2,13-15]。但随着肿瘤的增大,病变残留的可能性越大,通常不建议用于大于3cm 的纤维腺瘤切除。叶状肿瘤与纤维腺瘤在超声和乳腺 X 射线摄影上表现相似,难以区分。鉴于术前穿刺不足以区分纤维腺瘤与叶状肿瘤[28],存在病理低估的可能性[29-30],参照 NCCN 指南中相关章节,专家组推荐将肿瘤长径 >3cm 作为纤维腺瘤外科干预的指征[12]。肿瘤增长迅速也是外科干预的指征。增长迅速的判断标准为:① <50 岁的患者肿瘤体积每月增长 ≥ 16%;② ≥ 50 岁患者肿瘤体积每月增长 ≥ 13%;③ 6 个月内肿瘤径线平均增长 >20%[31]。此外,随访过程中 BI-RADS 分类升高、穿刺明确提示伴有非典型增生或怀疑叶状肿瘤也是外科干预的指征。

（执笔:彭 媛　谢 菲　赵 毅　王 殊）

附件　投票情况

　　本指南投票委员会成员共 79 名,其中乳腺外科医师 67 人(84.8%),肿瘤内科医师 3 人(3.8%),医学影像科医师 4 人(5.1%),病理科医师 2 人(2.5%),放疗科医师 1 人(1.3%),流行病学专家 2 人(2.5%)。

参考文献

［1］ EI-WAKEEL H, UMPLEBY H C. Systematic review of fibroadenoma as a risk factor for breast cancer [J]. Breast, 2003, 12 (5): 302-307.

［2］ 中华预防医学会妇女保健分会乳腺保健与乳腺疾病防治学组. 乳腺纤维腺瘤诊治专家共识 [J]. 中国实用外科杂志, 2016, 36 (7): 752-754.

［3］ STAVROS A T, THICKMAN D, RAPP C L, et al. Solid breast nodules: use of sonography to distinguish between benign and malignant lesions [J]. Radiology, 1995, 196 (1): 123-134.

［4］ SKAANE P, ENGEDAL K. Analysis of sonographic features in the differentiation of fibroadenoma and invasive ductal carcinoma [J]. AJR Am J Roentgenol, 1998, 170 (1): 109-114.

［5］ COLE-BEUGLET C, SORIANO R Z, KURTZ A B, et al. Fibroadenoma of the breast sonomammography correlated with pathology in 122 patients [J]. AJR Am J Roentgenol, 1983, 140 (2): 369-375.

［6］ BAN K, TSUNODA H, SUZUKI S, et al. Verification of recall criteria for masses detected on ultrasound breast cancer screening [J]. J Med Ultrason (2001), 2018, 45 (1): 65-73.

［7］ TAYLOR K, LOWES L, STANLEY E, et al. Evidence for avoiding the biopsy of typical fibroadenomas in women aged 25-29 years [J]. Clin Radiol, 2019, 74 (9): 676-681.

［8］ CANT P J, MADDEN M V, CLOSE P M, et al. Case for conservative management of selected fibro-adenomas of the breast [J]. Br J Surg, 1987, 74 (9): 857-859.

[9] LEE S, MERCADO C L, CANGIARELLA J F, et al. Frequency and outcomes of biopsy-proven fibro-adenomas recommended for surgical excision [J]. Clin Imaging, 2018, 50: 31-36.

[10] HUBBARD J L, CAGLE K, DAVIS J W, et al. Criteria for excision of suspected fibroadenomas of the breast [J]. Am J Surg, 2015, 209 (2): 297-301.

[11] NEVILLE G, O'NEILL C, MURPHY R, et al. Is excision biopsy of fibroadenomas based solely on size criteria warranted ? [J]. Breast J, 2018, 24 (6): 981-985.

[12] National Comprehensive Cancer Network. NCCN clinical practice guidelines in oncology: breast cancer, Version 6. 2020 [EB/OL]. (2020-09-08) [2021-01-30]. https://www. nccn. org/professionals/ physician_gls/pdf/breast.pdf.

[13] FINE R E, WHITWORTH P W, KIM J A, et al. Low-risk palpable breast masses removed using a vacuum-assisted hand-held device [J]. Am J Surg, 2003, 186 (4): 362-367.

[14] GRADY I, GORSUCH H, WILBURN-BAILEY S. Long-term outcome of benign fibroadenomas treated by ultrasound-guided percutaneous excision [J]. Breast J, 2008, 14 (3): 275-278.

[15] PARK H L, KIM K Y, PARK J S, et al. Clinicopathological analysis of ultrasound-guided vacu-um-assisted breast biopsy for the diagnosis and treatment of breast disease [J]. Anticancer Res, 2018, 38 (4): 2455-2462.

[16] HARVEY J A, MAHONEY M C, NEWELL M S, et al. ACR appropriateness criteria palpable breast masses [J]. J Am Coll Radiol, 2016, 13 (11S): e31-e42.

[17] HAMILTON L, EVANS A, CORNFORD E. Ultrasound diagnosis of fibroadenoma--is biopsy always necessary ? [J]. Clin Radiol, 2008, 63 (9): 1070-1071.

[18] FERRARA A. Benign breast disease [J]. Radiol Technol, 2011, 82 (5): 447M-462M.

[19] WILKINSON S, ANDERSON T J, RIFKIND E, et al. Fibroadenoma of the breast: a follow-up of conservative management [J]. Br J Surg, 1989, 76 (4): 390-391.

[20] PRUTHI S. Detection and evaluation of a palpable breast mass [J]. Mayo Clin Proc, 2001, 76 (6): 641-647.

[21] MÜHLBERGER G, LAUTH G. Value of palpation findings in breast examination [J]. Geburtshife Frauenheilkd, 1993, 53 (11): 772-775.

[22] ZIMMERMANN N, OHLINGER R. Diagnostic value of palpation, mammography, and ultrasonography in the diagnosis of fibroadenoma: impact of breast density, patient age, ultrasonographic size, and palpability [J]. Ultraschall Med, 2012, 33 (7): e151-e157.

[23] XIANG W, HUANG Z H, TANG C H, et al. Use of ultrasound combined with magnetic resonance imaging for diagnosis of breast masses and fibroids [J]. J Int Med Res, 2019, 47 (7): 3070-3078.

[24] PILLAY S, CHEDDIE S, MOODLEY Y. Fibroadenoma of the breast in a South African population--a pilot study of the diagnostic accuracy of fine needle aspirate cytology and breast ultrasonography [J]. Afr Health Sci, 2018, 18 (2): 273-280.

[25] WALTERS T K, ZUCKERMAN J, NISBET-SMITH A, et al. Fine needle aspiration biopsy in the

diagnosis and management of fibroadenoma of the breast [J]. Br J Surg, 1990, 77 (11): 1215-1217.

[26] MALBERGER E, YERUSHALMI R, TAMIR A, et al. Diagnosis of fibroadenoma in breast fine needle aspirates devoid of typical stroma [J]. Acta Cytol, 1997, 41 (5): 1483-1488.

[27] KOLLUR SM, HAG IAEI. FNA of breast fibroadenoma: observer variability and review of cytomorphology with cytohistological correlation [J]. Cytopathology, 2006, 17 (5): 239-244.

[28] SALVADORI B, CUSUMANO F, BO R D, et al. Surgical treatment of phyllodes tumors of the breast [J]. Cancer, 1989, 63 (12): 2532-2536.

[29] TAN P H, THIKE A A, TAN W J, et al. Predicting clinical behaviour of breast phyllodes tumours: a nomogram based on histological criteria and surgical margins [J]. J Clin Pathol, 2012, 65 (1): 69-76.

[30] SLODKOWSKA S, NOFECH-MOZES S, XU B, et al. Fibroepithelial lesions of the breast: a comprehensive morphological and outcome analysis of a large series [J]. Mod Pathol, 2018, 31 (7): 1073-1084.

[31] GORDON P B, GAGNON F A, LANZKOWSKY L. Solid breast masses diagnosed as fibroadenoma at fine-needle aspiration biopsy: acceptable rates of growth at long-term follow-up [J]. Radiology, 2003, 229 (1): 233-238.

第六章
乳腺导管内乳头状瘤诊治临床实践指南

乳腺导管内乳头状瘤是一种常见的乳腺良性病变,占乳腺全部良性病变的 5.3%[1]。因其易复发并可能伴随导管上皮不典型增生和 / 或癌变等病理改变,且穿刺活检诊断的低估率高[2-3],所以在诊断和治疗方法上具有一定特殊性,尚有一些临床问题存在争议。为规范乳腺导管内乳头状瘤的诊断和治疗,为乳腺专科医师的临床工作提供指导,中华医学会外科学分会乳腺外科学组通过收集文献和专家讨论确定了乳腺导管内乳头状瘤临床实践指南的关键临床问题,参照 GRADE 系统对相关证据进行评价,制订了《乳腺导管内乳头状瘤诊治临床实践指南(2021 版)》。

一、推荐意见

1. 诊断方法

	诊断方法	证据等级	推荐强度
1.1	临床表现:血性或浆液性乳头溢液和 / 或乳房肿物[4]	Ⅰ 类	A 级
1.2	乳腺超声检查 a [5-6]	Ⅱ 类	A 级
1.3	乳腺 X 射线摄影 b [5-6]	Ⅱ 类	A 级
1.4	乳管镜[7-8]	Ⅰ 类	A 级
1.5	乳头溢液脱落细胞学检查[5]	Ⅱ 类	A 级
1.6	空芯针穿刺活检(CNB)c [2]	Ⅰ 类	A 级

注:a 对于中央型乳腺导管内乳头状瘤,超声检查以排除乳腺其他肿瘤为目的,对于外周型可以发现肿瘤部位。
b 乳腺 X 射线摄影检查可以作为辅助检查,除外乳腺其他肿瘤。
c CNB 对于外周型具有诊断价值。

2. 手术适应证

手术适应证	证据等级	推荐强度
临床和 / 或病理诊断导管内乳头状瘤,且无手术禁忌证[4]	I 类	A 级

3. 手术方式

手术方式	证据等级	推荐强度
3.1　开放手术 a[4,9]	I 类	A 级
3.2　真空辅助乳腺活检(VABB)b[4,9-11]	I 类	A 级

注:a 单纯肿物切除术或以乳头溢液为主要表现的包括病变导管在内的小叶或象限切除术。
b 适用于影像学上可见的导管内乳头状瘤。

二、讨论

专家组复习文献,重申 2003 年 WHO 乳腺肿瘤组织学分类定义标准。根据解剖学部位和组织学特征,导管内乳头状瘤可以分为中央型(单发)和外周型(多发)[12]。中央型起源于大导管,通常位于乳晕下,不累及终末导管小叶单位;外周型则起源于终末导管小叶单位[12]。本病多为中央型,常见于

30~50 岁的女性；外周型乳头状瘤仅占 10% 左右[13]。中央型导管内乳头状瘤多以单侧乳头溢液为主要表现，常为血性或浆液性。部分患者查体时可触及乳腺肿物，多位于乳晕周边，挤压肿瘤所在区域，乳头相应乳管开口处可有血性或浆液性液体溢出[4]。外周型导管内乳头状瘤临床表现多隐匿，可有乳头溢液或乳腺肿块，影像学检查可发现肿物存在。无论是中央型或外周型导管内乳头状瘤，其典型临床表现为血性或浆液性乳头溢液伴或不伴有乳腺肿物。

除临床表现以外，常用乳腺影像学检查方法对导管内乳头状瘤缺乏特异性征象，不同影像学检查方法对导管内乳头状瘤诊断的敏感度和特异度差异较大[5-7,14-16]。文献报道，超声检查的敏感度为 67.3%~82.9%，特异度为 17.9%~61.5%；乳腺 X 射线摄影检查的敏感度为 57.1%~62.9%[5-6]。但是，导管内乳头状瘤恶变可见钙化，乳腺 X 射线摄影检查对于良恶性病变鉴别有一定意义[5-6]。一项包括 10 项研究 921 例病例的 meta 分析显示，针对乳腺超声和 X 射线摄影检查结果阴性患者，MRI 诊断价值优于乳管造影[16]。对于乳腺超声和 X 射线摄影无特异发现的乳头溢液患者，乳管镜是一种敏感度较高的诊断手段，尤其是中央型导管内病变，meta 分析提示，乳管镜的敏感度为 94%，特异度为 47%，检出肿瘤的效果优于乳管造影[7-8]。乳头溢液脱落细胞学检查也是一项可采用的诊断方法，但其敏感度仅为 22.8%，而特异度高达 85.5%[5]。根据中国国情和中国女性乳腺解剖学特点，专家组推荐超声检查为首选影像学检查，必要时结合乳腺 X 射线摄影和 MRI 检查，以鉴别恶变的导管内乳头状瘤和其他类型的恶性肿瘤。中央型导管内乳头状瘤多存在乳头溢液的临床表现，推荐进行乳管镜或乳头溢液脱落细胞学检查明确诊断；外周型导管内乳头状瘤多以乳腺肿物为主要临床表现，推荐影像学检查结合 CNB/VABB 以获得组织病理学诊断。文献报道，乳腺导管造影检查缺少高级别研究证据[17]，专家组未做诊断方法推荐。

CNB 和 VABB 对导管内乳头状瘤低估率分别为 15.7%~19.1% 和 5%[2-3,18]，且无论中央型还是外周型导管内乳头状瘤均有恶变的风险[1]。一项包含 915 例患者的研究结果显示，对于病理性乳头溢液患者施行病变导管在内的小叶切除或象限切除术是最准确的诊断方法（敏感度 100%，特异度 100%）[9]。专家组推荐临床诊断导管内乳头状瘤均应接受外科治疗，并要求达到肿瘤完全切除。2016 年第一届针对乳腺不确定的潜在恶性病变的国际共识会议推荐[10]：影像学上可见的乳头状瘤应该接受 VABB 切除，之后接受随访监测。伴有导管不典型增生（atypical ductal hyperplasia，ADH）病变者首选进行开放性手术切除。如果 VABB 发现的单病灶 ADH 病变已被完全切除，可以进行随访监测，否则仍推荐进行开放性手术切除。2018 年第二届类针对乳腺不确定的潜在恶性病变国际共识会议推荐[11]：影像学可见的乳头状瘤应该接受 VABB 切除。不能被 VABB 完全切除的、较大的病变需要接受开放性外科手术。根据单发导管内乳头状瘤的部位，以及 CNB 和 VABB 在国内基层医院的可及性和费用情况，对于单发、不伴有乳头溢液的导管内乳头状瘤，专家组将开放性手术切除和超声引导下使用 VABB 进行完全切除做出同等推荐。

以乳头溢液为主要表现的中央型导管内乳头状瘤，建议施行开放性手术，包括病变导管在内的小叶切除或象限切除术[4,9]；以肿物为主要表现的外周型导管内乳头状瘤，可施行开放性手术或 VABB[4,9-11]。当病变多发且涉及全乳腺时，可以考虑施行乳房预防性切除或乳房皮下切除 ± 假体重建[4]。专家组认为，CNB/VABB 诊断为中央型或外周型乳腺导管内乳头状瘤同时伴发 ADH 患者，应根据具体情况分别对待，如为单发病灶且影像学确认已完全切除者，可以进行随访监测；对于不能确定完全切除者,建议进行开放性扩大切除手术[10-11]。

有文献报道,通过 VABB 切除的导管内乳头状瘤,即使从影像学上确认病灶已完全切除,也需要至少 5 年的定期随访监测[3],但缺乏高级别的循证医学证据明确各种术后需要随访的频率和时长,因此未给予相关内容的推荐。

(执笔:吴 迪 石爱平 宋爱琳 范志民)

附件 投票情况

本指南投票委员会成员共 76 名,其中乳腺外科专业医师 63 人(82.9%),肿瘤内科专业医师 3 人(3.9%),医学影像科专业医师 4 人(5.3%),病理科专业医师 2 人(2.6%),放射治疗专业医师 2 人(2.6%),流行病学专业医师 2 人(2.6%)。

参考文献

[1] LEWIS J T, HARTMANN L C, VIERKANT R A, et al. An analysis of breast cancer risk in women with single, multiple, and atypical papilloma [J]. Am J Surg Pathol, 2006, 30 (6): 665-672.

[2] WEN X, CHENG W. Nonmalignant breast papillary lesions at core-needle biopsy: a meta-analysis of underestimation and influencing factors [J]. Ann SurgOncol, 2013, 20 (1): 94-101.

[3] YAMAGUCHI R, TANAKA M, TSE G M, et al. Management of breast papillary lesions

diagnosed in ultrasound-guided vacuum-assisted and core needle biopsies [J]. Histopathology, 2015, 66 (4): 565-576.

[4] 吴迪, 石爱平, 范志民. 乳腺导管内乳头状瘤诊治共识 [J]. 中华外科杂志, 2015, 53 (12): 910-913.

[5] OHLINGER R, STOMPS A, PAEPKE S, et al. Ductoscopic detection of intraductal lesions in cases of pathologic nipple discharge in comparison with standard diagnostics: the German multicenter study [J]. Oncol res treat, 2014, 37 (11): 628-632.

[6] KAMALI S, BENDER O, KAMALI G H, et al. Diagnostic and therapeutic value of ductoscopy in nipple discharge and intraductal proliferations compared with standard methods [J]. Breast Cancer, 2012, 21 (2), 154-161.

[7] WAAIJER L, SIMONS J M, BOREL RINKES I H, et al. Systematic review and meta-analysis of the diagnostic accuracy of ductoscopy in patients with pathological nipple discharge [J]. Br J Surg, 2016, 103 (6): 632-643.

[8] YANG X, LI H, GOU J, et al. The role of breast ductoscopy in evaluation of nipple discharge: a Chinese experience of 419 patients [J]. Breast J, 2014, 20 (4): 388-393.

[9] MONTRONI I, SANTINI D, ZUCCHINI G, et al. Nipple discharge: is its significance as a risk factor for breast cancer fully understood？ Observational study including 915 consecutive patients who underwent selective duct excision [J]. Breast Cancer Res Treat, 2010, 123 (3): 895-900.

[10] RAGETH C J, O'FLYNN E A, COMSTOCK C, et al. First International Consensus Conference on lesions of uncertain malignant potential in the breast (B3 lesions)[J]. Breast Cancer Res Treat, 2016, 159 (2): 203-213.

[11] RAGETH C J, O'FLYNN E A M, PINKER K, et al. Second International Consensus Conference on lesions of uncertain malignant potential in the breast (B3 lesions)[J]. Breast Cancer Res Treat, 2019, 174 (2): 279-296.

[12] TAVASSOLI F A, DEVILEE P. WHO classification of tumors. Pathology and genetics, tumors of the breast and female genital organs [M]. Lyon: IARC Press, 2003.

[13] AL SARAKBI W, WORKU D, ESCOBAR P F, et al. Breast papillomas: current management with a focus on a new diagnostic and therapeutic modality [J]. Int Semin Surg Oncol, 2006, 3 (1): 1.

[14] GRUNWALD S, HEYER H, PAEPKE S, et al. Diagnostic value of ductoscopy in the diagnosis of nipple discharge and intraductal proliferations in comparison to standard methods [J]. Onkologie, 2007, 30 (5): 243-248.

[15] BERGER N, LUPARIA A, LEO G D, et al. Diagnostic performance of MRI versus galactography in women with pathologic nipple discharge: a systematic review and meta-analysis [J]. AJR Am J Roentgenol, 2017, 209 (2): 465-471.

[16] LAM W W, CHU W C W, TANG A P Y, et al. Role of radiologicl features in management of papillary lesions of the breast [J]. AJR Am J Roentgenol, 2006, 186 (5): 1322-1327.

［17］ ISTOMIN A, MASARWAH A, PITKÄNEN M, et al. Galactography is not an obsolete investigation in the evaluation of pathological nipple discharge [J]. PLOS ONE, 2018, 13 (10): e0204326.

［18］ SEELY J M, VERMA R, KIELAR A, et al. Benign papillomas of the breast diagnosed on large-Gauge vacuum biopsy compared with 14 Gauge core needle biopsy-Do they require surgical excision？ [J]. Breast J, 2017, 23 (2): 146-153.

第七章
早期乳腺癌多基因检测临床实践指南

多基因检测（multigene profiling assays）在早期浸润性乳腺癌患者制订辅助化疗决策中的地位已经获得广泛共识。2017年7月美国临床肿瘤学会（American Society of Clinical Oncology，ASCO）多基因检测临床指南重点提高了 MammaPrint® 临床应用的推荐强度[1]。2018年1月正式使用的美国癌症联合委员会（American Joint Committee on Cancer，AJCC）第8版癌症分期系统首次建立了预后分期的理念，增加非解剖学信息对预后进行评价，首次以 I 类证据推荐适应证人群选择 Oncotype Dx® 多基因检测，并正式纳入 Oncotype Dx®、MammaPrint®、EndoPredict®、PAM 50® 及 Breast Cancer Index（BCI）5种检测技术[2]。为帮助乳腺肿瘤专业医师合理选择多基因检测适应证人群及检测方法，参考多基因检测结果制订辅助治疗决策，中华医学会外科学分会乳腺外科学组通过文献调研与专家讨论，提出多基因检测临床实践指南的关键临床问题，参照 GRADE 系统对相关证据进行评价，并结合中国临床可及性，制定《早期乳腺癌多基因检测临床实践指南（2021版）》。旨在为中国乳腺疾病专业临床医师提供借鉴参考。

一、推荐意见

1. 检测方法

检测方法	证据等级	推荐强度
1.1 70 基因（MammaPrint®）NGS 二代测序[3]	I 类	A 级
1.2 21 基因（Oncotype Dx®）RT-PCR[4-5]	I 类	B 级

2. 适宜人群

适宜人群	证据等级	推荐强度
2.1 70 基因（MammaPrint®） T_1~T_2、0~3 枚淋巴结阳性、激素受体阳性、HER2 阴性[3]	I 类	A 级
2.2 21 基因（Oncotype Dx®） T_1~T_2、pN_0、激素受体阳性、HER2 阴性[5]	I 类	B 级

3. 临床推荐

推荐意见		证据等级	推荐强度
3.1　70 基因（Mammaprint®）检测推荐意见			
3.1.1　临床低风险、基因高风险	患者化疗获益较小。但不能作为是否化疗的参考[3]	I 类	A 级
3.1.2　临床高风险、基因低风险	考虑免除化疗[3,6]	I 类	A 级
3.2　21 基因（Oncotype Dx®）检测推荐意见			
3.2.1　RS ≤ 25 分	$T_{1b/c}$~T_2，评分介于 0~25 分者，考虑免除化疗。年龄 ≤ 50 岁，评分介于 16~25 分者，推荐内分泌联合化疗[5,7]	I 类	B 级
3.2.2　RS 26~30 分	T_1~T_2 患者，免除化疗的方案尚未经过前瞻性研究验证，决定是否联合化疗时应考虑其他的临床和病理因素[5]	I 类	B 级
3.2.3　RS ≥ 31 分	T_{1b}~T_2 患者，推荐内分泌治疗基础上联合化疗[8]	I 类	B 级

注：RS.Oncotype Dx® 复发风险评分（Recurrence Score）。

二、讨论

近年来,美国食品和药品管理局(Food and Drug Administration,FDA)和众多国际指南分别批准并以高级别证据推荐 70 基因(MammaPrint®)及 21 基因(Oncotype Dx®)进入临床实践[1,9-12]。专家组一致同意多基因检测对制订临床辅助治疗决策具有重要价值,97% 的专家投票对 70 基因(MammaPrint®)检测进行强推荐,73% 的专家投票对 21 基因(Oncotype Dx®)检测进行弱推荐。

MINDACT 临床试验(microarray in node-negative and one to three positive lymph node disease may avoid chemotherapy,MINDACT)的结果为 70 基因(MammaPrint®)检测有助于制订辅助化疗决策提供了高级别的证据[3]。该研究是由欧洲癌症治疗研究组织(European Organization for Research on Treatment of Cancer,EORTC)批准的一项随机前瞻性III期临床试验,自 2007 年至 2011 年纳入 9 个国家、112 个医疗机构的 6 693 例患者。所有患者均确诊早期浸润性乳腺癌,伴 0~3 枚淋巴结转移,根据 Adjuvant! Online 系统评价临床风险及 MammaPrint® 多基因检测系统评价基因风险。患者分为临床低风险 + 基因低风险组 2 745 例(41.0%),临床低风险 + 基因高风险组 592 例(8.8%),临床高风险 + 基因低风险组 1 550 例(23.2%)和临床高风险 + 基因高风险组 1 806 例(27.0%)。其中临床低风险 + 基因低风险组不接受辅助化疗,根据激素受体状态决定是否接受辅助内分泌治疗,临床高风险 + 基因高风险组患者均接受辅助化疗。而临床风险与基因风险评价不一致的(临床高风险 + 基因低风险和临床低风险 + 基因高风险)患者随机分组决定是否选用辅助化疗。预设的主要终点是在临床高风险＋基因低风险组不接受化疗患者的 5 年无转移生存率（survival without distant metastasis, DMFS）的 95% CI 下限是否达到 92% 及以上，次要终点是两组风险不一致患者 DMFS、无病生存（disease free survival, DFS）及总生存时间（overall survival, OS）的差异。

2016 年的中位初次分析中，有 60% 患者随访时间超过 5 年。结果显示临床高风险＋基因低风险组患者的 5 年 DMFS 率为 94.7%（95% CI, 92.5%~96.2%），达到了主要终点。对意向性治疗（intent to treat, ITT）人群患者的分析显示，接受化疗组 5 年 DMFS 为 95.9%（95% CI, 94.0%~97.2%），未接受化疗组为 94.4%（95% CI, 92.3%~95.9%）。说明临床高风险患者，基因检测判定低复发风险而不接受化疗仅降低 1.5% 的 5 年疾病控制获益，提示基因低风险患者可以免除辅助化疗。2020 年 ASCO 大会报告了中位随访 8.7 年的二次分析结果，90% 的患者至少随访 5 年，70% 的患者至少随访 8 年，显示该组未化疗患者 5 年 DMFS 率高达 95.1%（95% CI, 93.1%~96.6%），已远超预设的阈值。探索性分析提示该组年龄 >50 岁患者豁免化疗是安全的（8 年 DMFS 相差 0.2% ± 2.1%），对于年龄 ≤ 50 岁的患者，接受化疗相较未接受化疗其 8 年 DMFS 提高了 5% ± 2.8%[6]。虽然此结果仅是探索性分析，不是该研究的主要对象，也不能排除次效应是否与化疗引起的卵巢功能抑制所带来的获益有关，但我们还是应慎重对待年龄 ≤ 50 岁的临床高风险＋基因低风险患者免于化疗的决策。临床低风险＋基因高风险患者意向性治疗分析提示接受化疗组 5 年 DMFS 为 95.8%（95% CI, 92.9%~97.6%），未接受化疗组为 95%（95% CI, 91.8%~97%），提示临床低风险乳腺癌患者依据基因检测结果判定高风险患者选择辅助化疗不能得到临床获益，但不能作为是否化疗的参考。

对于该研究，还有以下三点需要注意：①该试验中 T_3 及以上患者仅占入组患者的 1.2%，专家组

建议适应证患者以 T_1~T_2 为宜。②入组患者多数为淋巴结阴性(79%),1~3 枚淋巴结阳性患者分别占 14.1%、4.5% 及 2.3%,提示本研究结论主要适用于 0~3 枚淋巴结阳性患者。激素受体阳性患者高达 88.4%,HER2 阴性高达 90.3%,提示本研究结论主要适用于激素受体阳性、HER2 阴性患者。③本研究的临床"危险"分层,是基于改良的 Adjuvant！Online 工具,里面包含肿瘤大小、淋巴结状态、组织学分级、激素受体状态及 HER2 状态,但并没有纳入年龄、脉栓等因素,因此所谓临床"低危"或"高危"有别于 St.Gallen 专家共识乳腺癌术后复发风险的分组[13],临床应用中要个体化分析。

21 基因检测(Oncotype Dx®)是目前在美国应用最广泛的激素受体阳性乳腺癌患者多基因检测预后分析方法。2004 年,Paik 等首先提出乳腺癌 21 基因检测的概念,利用 RT-PCR 技术,采用了 16 个肿瘤相关的基因和 5 个管家基因来计算 RS 评分,分值为 1~100。将乳腺癌分为低复发风险(RS<18)、中复发风险(RS 为 18~31)和高复发风险(RS ≥ 31)3 个阈值范围。随后,以 NSABP B14 试验入组患者为对象加以验证,获得 3 组 10 年远处转移风险分别是 6.8%、14.3% 及 30.5%[4]。以 NSABP B20 试验入组患者分析显示高复发风险组(RS ≥ 31)化疗获益明[8],NCCN 指南也推荐此类患者应接受化疗[9]。

TAILORx 研究对三个风险组采用了比传统 RS 临界值更低的临界值:RS<11 为低危组,RS 11~25 为中危组,RS ≥ 26 为高危组。从 2006 年 4 月 7 日至 2010 年 10 月 6 日,研究最终纳入 10 253 例年龄在 18~75 岁的肿瘤大小为 1.1~5cm 或 0.6~1cm 的中高级别、激素受体阳性、HER2 阴性、腋窝淋巴结阴性的早期乳腺癌患者。低危组仅行内分泌治疗,中危组随机分为仅接受内分泌治疗组与化疗联合内分泌治疗组,高危组均行化疗联合内分泌治疗,主要研究终点为无侵袭性疾病进展生存期(invasivedisease free survival, iDFS)。低危患者,5 年的 iDFS 低于 1%,任何复发风险低于 2%,提示 RS<11 的低危组患者仅行内分泌治疗已经足够[7]。经过 7.5 年的随访,研究达到了预设主要终点,发现在 RS 评分 11~25 分的人群中,单纯内分泌治疗非劣效于内分泌联合化疗(9 年 iDFS 83.3% vs. 84.3%)。两组的 9 年 DFS 率、远处复发率和总生存率均相似。从总体人群看,中风险患者化疗获益不明显,可考虑免除化疗。进一步亚组分析显示,≤ 50 岁 RS ≤ 15 患者,仅行内分泌治疗复发风险较低,化疗获益不明显,而 RS 16~25 分患者能从化疗中部分获益。大于 50 岁患者辅助化疗获益不明显。RS ≥ 26 分的患者即使接受了内分泌治疗联合化疗,复发率仍高达 13%,这提示,这部分患者仍需探索更加有效的治疗方法[5]。该研究结论为临床应用 21 基因(OncotypeDx®)指导临床实践提供了高级别证据。

近年来,EndoPredict[14]、PAM50®[15-16]及 Breast Cancer Index[17]三项乳腺癌检测系统也受到广泛推荐,由于这些检测方法尚不能预测能否在辅助化疗中获益,且在中国不可及,专家组未作讨论。

专家组明确推荐乳腺癌多基因检测适应证包括 T_1~T_2 且 ER/PR 阳性、HER-2 阴性、淋巴结阴性或有限转移(1~3 枚),同时具有临床高风险的乳腺癌患者。专家组强调在进行多基因检测前应该确定 ER、PR、HER-2 状态。不推荐用于三阴性(triple negative breast cancer, TNBC)及 HER-2 阳性患者,不推荐用于淋巴结转移 >3 枚的患者,也不推荐用于雌激素受体(estrogen receptor, ER)/ 孕激素受体(progesterone receptor, PR)阳性、HER-2 阴性、淋巴结阴性、临床低风险患者制订辅助化疗决策。也不建议根据基因表达检测结果来确定是否延长辅助内分泌治疗。因并发症或肿瘤分期、危险程度等不适于辅助化疗及明确需要辅助化疗的患者,也无须常规进行基因检测。

包括 70 基因（Mammaprint®）和 21 基因（OncotypeDx®）在内的多基因检测具有统一严格的检测技术标准。生物学数据分析解读保持独家专享，为检测结果严谨、可信提供重要保证，奠定了在临床合理应用的基础。专家组强调，任何未标注 Mammaprint® 和 OncotypeDx® 的 70 基因检测和 21 基因检测均有别于 Mammaprint® 和 OncotypeDx® 检测，临床医师应谨慎评价其临床价值。

专家组讨论认为乳腺癌多基因检测应注意以下事项：

第一，准确的多基因检测信息有助于在临床和病理资料基础上帮助临床医师制订治疗决策；多基因检测信息可能与临床病理存在分歧，临床医师应结合基因检测及临床病理结果，合理制订治疗方案，必要时进行 MDT。

第二，多基因检测样本是具有适应证的乳腺癌患者的原发灶侵袭性癌组织。检测的准确性与组织量、组织代表性和病理固定等情况密切相关。具体切片要求可能根据不同的检测技术有所不同，建议医师在进行检测前应对癌组织的取材方法、组织切片要求有详细的了解。

第三，不同多基因检测工具结果的一致性问题存在争议[18-19]。OPTIMA 研究对相同的肿瘤进行了 6 项技术检测分析：OncotypeDx®、PAM50® 和 MammaPrint®、MammaTyper 及 NexCourseBreast（IHC4-AQUA）和传统的 IHC4。在这项比较研究中，39.4% 的肿瘤样本被统一分类为低 / 中风险或高风险，而 60.6% 的肿瘤样本划分为不同的风险类别[20]。ATAC 转化研究分析报告了 OncotypeDx®、Endopredict®、PAM50® 及 BCI 等 4 种检测技术评分之间的相关性，显示 OncotypeDx® 评分与 PAM50® 及 BCI 评分的相关性较弱[18]。即同一患者，利用不同的多基因检测方法，具体结果可能不尽相同。医师应慎重选择合适的多基因检测项目。

第四，必须客观地认识到，目前的多基因检测研究主要基于西方人群的研究结果，有关华裔人群的多基因分析研究仍然较少。专家组建议在国家政策支持下，通过开展多中心研究制定适宜中国国情的多基因检测技术国家标准。

第五，由于多基因检测费用较为昂贵，且各种检测方法具有可能结果不一致等特点，医师需结合临床具体情况进行个体化选择。

（执笔：朱久俊　焦得闯　闫　敏　郭旭辉　赵亚杰　陈秀春

王承正　卢振铎　李连方　崔树德　刘真真）

附件　投票情况

本指南投票委员会成员共81名，其中乳腺外科专业医师70人（86.4%），肿瘤内科专业医师2人（2.5%），医学影像科专业医师4人（4.9%），病理科专业医师2人（2.5%），放射治疗专业医师2人（2.5%），流行病学专业医师1人（1.2%）。

参考文献

［1］ KROP I, ISMAILA N, STEARNS V. Use of biomarkers to guide decisions on Adjuvant Systemic Therapy for women with early-stage invasive breast cancer: American Society of Clinical Oncology clinical practice focused update guideline summary [J]. J Oncol Pract, 2017, 13 (11): 763-766.

[2] FREDERICK L, DAVID L, IRVIN D. AJCC cancer staging manual [M]. 8th ed. New York: Springer, 2016.

[3] CARDOSO F, VAN'T VEER L J, BOGAERTS J, et al. 70-gene signature as an aid to treatment decisions in early-stage breast cancer [J]. N Engl J Med, 2016, 375 (8): 717-729.

[4] PAIK S, SHAK S, TANG G, et al. A multigene assay to predict recurrence of tamoxifen-treated, node-negative breast cancer [J]. N Engl J Med, 2004, 351 (27): 2817-2826.

[5] SPARANO J A, GRAY R J, MAKOWER D F, et al. Adjuvant chemotherapy guided by a 21-gene expression assay in breast cancer [J]. N Engl J Med, 2018, 379 (2): 111-121.

[6] FATIMA C, LAURA VAN'T L, CORALIE P, et al. MINDACT: long-term results of the large prospective trial testing the 70-gene signature MammaPrint as guidance for adjuvant chemotherapy in breast cancer patients [J]. J Clin Oncol, 2020, 38 (suppl 15): 506.

[7] SPARANO J A, GRAY R J, MAKOWER D F, et al. Prospective validation of a 21-gene expression assay in breast cancer [J]. N Engl J Med, 2015, 373 (21): 2005-2014.

[8] PAIK S, TANG G, SHAK S, et al. Gene expression and benefit of chemotherapy in women with node-negative, estrogen receptor-positive breast cancer [J]. J Clin Oncol, 2006, 24 (23): 3726-3734.

[9] GRADISHAR W J, ANDERSON B O, ABRAHAM J, et al. Breast Cancer, Version 3. 2020, NCCN Clinical Practice Guidelines in Oncology [J]. J Natl Compr Canc Netw, 2020, 18 (4): 452-478.

[10] DUFFY M J, HARBECK N, NAP M, et al. Clinical use of biomarkers in breast cancer: updated

guidelines from the European Group on Tumor Markers (EGTM)[J]. Eur J Cancer, 2017, 75 (2): 84-98.

[11] CARDOSO F, KYRIAKIDES S, OHNO S, et al. Early breast cancer: ESMO Clinical Practice Guidelines for diagnosis, treatment and follow-up [J]. Ann Oncol, 2019, 30 (8): 1194-1220.

[12] BURSTEIN H J, CURIGLIANO G, LOIBL S, et al. Estimating the benefits of therapy for early-stage breast cancer: the St. Gallen International Consensus Guidelines for the primary therapy of early breast cancer 2019 [J]. Ann Oncol, 2019, 30 (10): 1541-1557.

[13] GOLDHIRSCH A, WOOD W C, GELBER R D, et al. Progress and promise: highlights of the international expert consensus on the primary therapy of early breast cancer 2007 [J]. Ann Oncol, 2007, 18 (7): 1133-1144.

[14] SESTAK I, MARTIN M, DUBSKY P, et al. Prediction of chemotherapy benefit by EndoPredict in patients with breast cancer who received adjuvant endocrine therapy plus chemotherapy or endocrine therapy alone [J]. Breast Cancer Res Treat, 2019, 176 (2): 377-386.

[15] LAENKHOLM A V, JENSEN M B, ERIKSEN J O, et al. PAM50 risk of recurrence score predicts 10-year distant recurrence in a comprehensive danish cohort of postmenopausal women allocated to 5 years of endocrine therapy for hormone receptor-positive early breast cancer [J]. J Clin Oncol, 2018, 36 (8): 735-740.

[16] SESTAK I, BUUS R, CUZICK J, et al. Comparison of the performance of 6 prognostic signatures

for estrogen receptor-positive breast cancer: a secondary analysis of a randomized clinical trial [J]. JAMA oncology, 2018, 4 (4): 545-553.

[17] BARTLETT J M S, SGROI D C, TREUNER K, et al. Breast Cancer Index and prediction of benefit from extended endocrine therapy in breast cancer patients treated in the Adjuvant Tamoxifen-To Offer More ? (aTTom) trial [J]. Ann Oncol, 2019, 30 (11): 1776-1783.

[18] BUUS R, SESTAK I, KRONENWETT R, et al. Molecular drivers of Onco type DX, Prosigna, Endo-Predict, and the Breast Cancer Index: a TransATAC study [J]. J Clin Oncol, 2020, 39 (2): 126-135.

[19] VARGA Z, SINN P, SEIDMAN A D. Summary of head-to-head comparisons of patient risk clas-sifications by the 21-gene Recurrence Score® (RS) assay and other genomic assays for early breast cancer [J]. Int J Cancer, 2019, 145 (4): 882-893.

[20] BARTLETT J M, BAYANI J, MARSHALL A, et al. Comparing breast cancer multiparameter tests in the OPTIMA prelim trial: no test is more equal than the others [J]. J Natl Cancer Inst, 2016, 108 (9): djw050.

第八章
乳腺癌 *BRCA1/2* 检测临床实践指南

  乳腺癌是女性最常见的恶性肿瘤,5%~10% 的乳腺癌为遗传性乳腺癌[1],其中 15% 由乳腺癌易感基因(breast cancer susceptibility gene)*BRCA* 突变造成[2-4]。*BRCA* 是重要的抑癌基因,包括 *BRCA1* 和 *BRCA2*,在 DNA 同源重组修复中起到重要作用。携带 *BRCA1/2* 胚系突变的女性乳腺癌、卵巢癌等发病风险显著提高[5]。*BRCA1/2* 突变携带者可通过一系列干预措施降低乳腺癌患病风险[6-7],同时 *BRCA1/2* 也可作为抗肿瘤药物治疗靶点[8]和铂类药物敏感性的预测指标[9]。为提高乳腺肿瘤专业医师鉴别 *BRCA1/2* 突变高风险人群、提供合理的遗传风险评估建议、给予高风险人群遗传咨询导向的能力,中华医学会外科学分会乳腺外科学组通过意见征集与专家讨论确定了 *BRCA1/2* 检测临床实践指南的关键临床问题,参照 GRADE 系统对相关证据进行评价,并结合中国乳腺外科临床实践的可及性,制定《乳腺癌 *BRCA1/2* 检测临床实践指南(2021 版)》。

一、推荐意见

1. *BRCA1/2* 检测适应证

BRCA1/2 检测适应证 [a]	证据等级	推荐强度
1.1　年轻乳腺癌患者(≤ 45 岁) [10-14]	I 类	A 级
1.2　年龄 46~50 岁乳腺癌患者且满足以下 ≥ 1 项:		
1.2.1　既往有乳腺癌病史 [10,14-15]	I 类	A 级
1.2.2　≥ 1 位近亲 [b] 有乳腺癌病史 [10,14-15]	I 类	A 级
1.2.3　未知或有限的家族史 [10]	II 类	A 级
1.3　年龄 ≤ 60 岁的三阴性乳腺癌 [10,15]	I 类	A 级
1.4　任何年龄乳腺癌患者且满足以下 ≥ 1 项:		
1.4.1　≥ 1 位近亲 ≤ 50 岁时患乳腺癌 [10,15]	I 类	A 级
1.4.2　≥ 1 近亲患有卵巢癌 [c]/ 转移性前列腺癌 / 胰腺癌 / 男性乳腺癌 [10,14-15]	I 类	A 级
1.4.3　≥ 2 位近亲患有乳腺癌 [10,14-15]	I 类	A 级
1.4.4　卵巢癌 [c]/ 胰腺癌病史 [10,14]	I 类	A 级

BRCA1/2 检测适应证 [a]	证据等级	推荐强度
1.5 男性乳腺癌[10,14-15]	Ⅰ类	A级
1.6 HER2 阴性复发转移性乳腺癌患者[10]	Ⅱ类	A级
1.7 肿瘤组织中检测到 BRCA1/2 有害突变[10]	Ⅰ类	A级
1.8 已知近亲中有人携带 BRCA1/2 有害突变[10,14-15]	Ⅰ类	A级
1.9 卵巢癌 [c][10,14]	Ⅰ类	A级
1.10 前列腺癌(Gleason 分值≥ 7 分)且满足以下≥ 1 项:		
1.10.1 ≥ 1 位近亲确诊卵巢癌[c]/ 胰腺癌 / 转移性前列腺 / ≤ 50 岁的乳腺癌[10]	Ⅰ类	A级
1.10.2 ≥ 2 位近亲确诊乳腺癌 / 前列腺癌(任何级别)[10]	Ⅰ类	A级

注：[a] 高危健康人群检测适应证参见《乳腺癌风险评估与高危人群筛选临床实践指南》。

[b] 近亲指三级及以内有血缘关系的亲属。

[c] 包括卵巢上皮癌、输卵管癌、原发性腹膜癌。

2. *BRCA1/2* 突变携带者风险控制

BRCA1/2 突变携带者风险控制 [a]	证据等级	推荐强度
2.1 18 岁开始进行乳房自检,25 岁开始每 6~12 个月乳腺检查[10,11,16-18]	I 类	A 级
2.2 30 岁以后每年增强磁共振检查 [b][10,11,19-21]	I 类	A 级
2.3 如近亲中有人在 30 岁前确诊乳腺癌,25 岁以后每年乳腺增强磁共振(优先)或乳房 X 射线摄影检查[10,16-18]	II 类	B 级
2.4 男性携带者 35 岁以后每年乳腺体检[10-11]	II 类	A 级
2.5 男性 *BRCA2* 携带者 40 岁以后前列腺癌筛查[10]	I 类	A 级
2.6 预防性乳房切除 [c] 联合重建 [d][10,11,22-37]	II 类	B 级
2.7 妇科遗传咨询 [e][10-11]	I 类	A 级
2.8 胰腺肿瘤、皮肤科肿瘤遗传咨询[10]	II 类	A 级

注:[a] 75 岁以上 *BRCA1/2* 突变携带者个体化制订随访策略。

[b] 对于没有条件进行增强磁共振检查的地区或人群,可考虑超声联合乳腺 X 射线摄影检查。

[c] 包括保留乳头、乳晕 / 皮肤的皮下腺体切除术。

[d] 手术时机选择可参考家族中最年轻乳腺癌的发病年龄。手术应在充分告知手术的意义、重建方式的选择、手术风险、术后并发症以及残留腺体患病风险的前提下实施。

[e] 限女性。

3. *BRCA1/2* 突变乳腺癌患者手术方式选择

BRCA1/2 突变乳腺癌患者的手术方式选择	证据等级	推荐强度
3.1　保乳手术联合全乳放疗[10,12-15]	I 类	A 级
3.2　乳房切除术[10-11,14-15]	I 类	A 级
3.3　乳房切除 a 联合重建[10-11,14-15]	I 类	A 级
3.4　对侧乳房预防性切除 a 联合 / 不联合重建 b[10,28-30]	II 类	B 级

注：a 包括保留乳头、乳晕 / 皮肤的皮下腺体切除术。

b 手术应在充分告知手术的意义、重建方式的选择、手术风险、术后并发症及残留腺体患病风险的前提下实施。

二、讨论

本指南参考国内外相关指南与专家共识中推荐的 *BRCA1/2* 检测适应证[10-15]，结合中国国情，制订 *BRCA1/2* 检测适宜人群推荐。近亲指三级及以内有血缘关系的亲属[10]（附件 2）。*BRCA1/2* 基因突变分为胚系突变和体系突变，前者是指生殖细胞突变，导致机体所有细胞都携带突变，可以遗传给后代；后者为体细胞突变，指突变发生于肿瘤细胞中，为非遗传性突变。本指南中所述 *BRCA1/2* 突变如无特殊说明，均指胚系突变。*BRCA1/2* 基因突变按照发病风险由高至低分为以下 5 类：致病性突变

（5 类,致病可能性 >99%）、可能致病性突变（4 类,致病可能性为 95%~99%）、意义未明突变（3 类,致病可能性为 5%~94.9%）、可能良性突变（2 类,致病可能性为 0.1%~0.49%）和良性突变（1 类,致病可能性 <0.1%）[31-32]。本指南中所述 *BRCA1/2* 有害突变指 5 类及 4 类突变。

具有 *BRCA1/2* 检测适应证的乳腺癌患者和高危人群应接受专业的肿瘤遗传咨询。致病突变携带者可考虑降低风险措施。包括生活方式改变、加强乳腺癌筛查、预防性切除联合重建等方法。推荐采用临床体检结合影像学检查方式进行乳腺癌筛查。*BRCA1/2* 突变携带者筛查相关研究所纳入受试者的起始年龄多为 25 岁[16-18]。因此,多数指南推荐携带者 25 岁开始进行影像学筛查,或在较家族中患者最早发病年龄提前 5 年开始进行影像学检查[10]。超声、乳腺 X 射线摄影及乳腺增强磁共振均可作为影像筛查手段。前瞻性研究结果显示,临床体检的敏感性为 18%,超声和乳腺 X 射线摄影的敏感性分别为 33%~52% 和 40%~65%,二者结合的敏感性为 49%~63%,而增强磁共振的敏感性为 91%~94%,磁共振和 X 射线摄影的特异性分别为 97.2% 和 96.8%[19-21]。另外,X 射线辐射暴露是否增加年轻女性乳腺癌风险尚无定论[33]。专家组认为,中国女性腺体较为致密,年轻患者比例较欧美女性更高,超声是更加适宜的影像学初检手段。专家组同意推荐乳腺增强磁共振作为 25~29 岁年龄段 *BRCA1/2* 突变携带者的优选筛查手段。对于没有条件进行增强磁共振检查的地区或人群,可以考虑超声联合乳腺 X 射线摄影检查。

化学预防对于降低 *BRCA1/2* 突变携带者乳腺癌罹患风险的循证医学证据非常有限,仅 NSABP-P1 研究 19 例 *BRCA1/2* 突变携带者中,他莫昔芬使 11 例 *BRCA2* 基因突变携带者乳腺癌发生风险降低了 50%（8 例口服安慰剂,3 例口服他莫昔芬）,而在 8 例 *BRCA1* 突变携带者中并未观察到他莫昔芬的预防效果[34]。目前尚无芳香化酶抑制剂在 *BRCA1/2* 突变携带者中降低乳腺癌发病风险的循证医学证据。因此专家组不推荐 *BRCA1/2* 致病性突变携带者接受化学预防。

双侧乳腺切除是 *BRCA1/2* 致病性突变携带者降低乳腺癌发病风险最有效的措施,最高可降低90% 的乳腺癌发病风险[22-25],可考虑保留皮肤的腺体切除术(skin-sparing mastectomy,SSM)及保留乳头的腺体切除术(nipple-sparing mastectomy,NSM)作为传统乳房切除术的替代手术方式[26-27]。如进行预防性切除,推荐联合即刻乳房重建术。但是,预防性乳腺切除并不降低携带者的全因死亡率[22-25],并且手术并发症也不容忽视[35]。专家组推荐预防性切除联合重建手术应在充分告知手术的意义、重建方式的选择、手术风险、术后并发症、残留腺体患病风险及对全因死亡率无改善的前提下实施。*BRCA1/2* 基因突变与乳腺癌淋巴结转移之间并无显著相关性[36],因此不推荐预防性乳房切除同时行前哨淋巴结活检术。

BRCA1/2 突变的乳腺癌患者保乳手术后同侧乳腺癌复发风险是否增高尚无定论。一项随访12 年的研究结果提示 *BRCA1/2* 突变乳腺癌患者保乳手术后同侧乳房复发风险为 49%,显著高于*BRCA1/2* 野生型患者(21%,P=0.007)[37]。另一项纳入 160 例 *BRCA1/2* 突变乳腺癌患者和 445 例野生型对照患者的结果则提示,10 年和 15 年同侧乳房复发率两组分别为 12% 和 24%、9% 和 17%[38]。2019 年,一项前瞻性研究结果也提示,尽管 *BRCA1/2* 突变乳腺癌患者相比于 *BRCA1/2* 野生型患者对侧乳腺癌发病率显著提高,但是 10 年同侧乳房复发率在 *BRCA1* 突变乳腺癌患者、*BRCA2* 突变患者和 *BRCA1/2* 野生型患者中分别为 8.7%、14.1% 和 20%[39]。因此,指南推荐具有保乳适应证的首诊*BRCA1/2* 突变乳腺癌患者在保证辅助治疗的前提下接受保乳手术[10,12-15]。

BRCA1/2 突变的乳腺癌患者对侧乳腺癌发病风险显著高于野生型患者[39]，有证据支持对侧乳房预防性切除可能降低 *BRCA1/2* 突变乳腺癌患者的对侧乳腺癌发生率及相关死亡风险[28-30]。专家组同意针对 *BRCA1/2* 突变乳腺癌患者进行对侧乳房预防性切除手术。SSM 或 NSM 是可选术式，并考虑联合即刻乳房重建术。

男性 *BRCA1/2* 突变携带者建议 35 岁以后每年进行乳腺临床体检。NCCN 指南提出伴男性乳房发育的 *BRCA1/2* 突变携带者考虑在 50 岁以后，或较家族中男性乳腺癌最早发病年龄提前 10 岁开始每年进行乳腺 X 射线摄影检查。由于乳腺 X 射线摄影用于男性乳腺癌筛查证据有限[40]，专家组建议男性 *BRCA1/2* 突变携带者慎重选择乳腺 X 射线摄影进行筛查。由于 *BRCA1/2* 突变携带者除乳腺癌、卵巢癌/输卵管癌/腹膜癌风险增加以外，胰腺癌、前列腺癌及黑色素瘤等发病风险也有所增加，专家组推荐进行妇科（限女性）、泌尿外科（限男性）、普通外科及皮肤科等相关肿瘤遗传咨询和必要的筛查。

（执笔：谢 菲　王 殊）

附件 1　投票情况

本指南投票委员会成员共 87 名，其中乳腺外科专业医师 72 人（82.8%），肿瘤内科专业医师 6 人（6.9%），医学影像科专业医师 5 人（5.7%），病理科专业医师 1 人（1.1%），妇产科专业医师 1 人（1.1%），流行病学专业医师 2 人（2.3%）。

参考文献

[1] ELLISEN L W, HABER D A. Hereditary breast cancer [J]. Annu Rev Med, 1998, 49: 425-436.

[2] CASTÉRA L, KRIEGER S, ROUSSELIN A, et al. NEXT-generation sequencing for the diagnosis of hereditary breast and ovarian cancer using genomic capture targeting multiple candidate genes [J]. Eur J Hum Genet, 2014, 22 (11): 1305-1313.

[3] NIELSEN F C, VAN OVEREEM HANSEN T, SØRENSEN C S. Hereditary breast and ovarian cancer: new genes in confined pathways [J]. Nat Rev Cancer, 2016, 16 (9): 599-612.

[4] WOOSTER R, WEBER B L. Breast and ovarian cancer [J]. N Engl J Med, 2003, 348 (23): 2339-2347.

[5] KUCHENBAECKER K B, HOPPER J L, BARNES D R et al. Risks of breast, ovarian, and contralateral breast cancer for BRCA1 and BRCA2 mutation carriers [J]. JAMA, 2017, 317 (23): 2402-2416.

[6] ELSAYEGH N, KUERER H M, LIN H, et al. Predictors that influence contralateral prophylactic mastectomy election among women with ductal carcinoma in situ who were evaluated for BRCA genetic testing [J]. Ann Surg Oncol, 2014, 21 (11): 3466-3672.

[7] REBBECK T R, LYNCH H T, NEUHAUSEN S L, et al. Prophylactic oophorectomy in carriers of BRCA1 or BRCA2 mutations [J]. N Engl J Med, 2002, 346 (21): 1616-1622.

[8] ROBSON M E, TUNG N, CONTE P, et al. OlympiAD final overall survival and tolerability results: Olaparib versus chemotherapy treatment of physician's choice in patients with a germline

BRCA mutation and HER2-negative metastatic breast cancer [J]. Ann Oncol, 2019, 30 (4): 558-566.

[9] CARAMELO O, SILVA C, CARAMELO F et al. The effect of neoadjuvant platinum-based chemo-therapy in BRCA mutated triple negative breast cancers-systematic review and meta-analysis [J]. Hered Cancer Clin Pract, 2019, 17: 11.

[10] Genetic/familial high-risk assessment: breast, ovarian, and pancreatic, Version 1.2020 [EB/OL]. (2019-12-04) [2020-09-08]. http://www. NCCN. org/professionals/physician_gls/pdf/genetics-bop. pdf.

[11] PALUCH-SHIMON S, CARDOSO F, SESSA C, et al. Prevention and screening in BRCA mutation carriers and other breast/ovarian hereditary cancer syndromes: ESMO Clinical Practice Guidelines for cancer prevention and screening [J]. Ann Oncol, 2016, 27 (suppl 5): v103-v110.

[12] TUNG N M, BOUGHEY J C, PIERCE L J, et al. Management of hereditary breast cancer: American Society of Clinical Oncology, American Society for Radiation Oncology, and Society of Surgical Oncology Guideline [J]. J Clin Oncol, 2020, 38 (18): 2080-2106.

[13] MANAHAN E R, HENRY M K, MOLLY S, et al. Consensus guidelines on genetic` testing for hereditary breast cancer from the American Society of Breast Surgeons [J]. Ann Surg Oncol, 2019, 26 (10): 3025-3031.

[14] 中国抗癌协会乳腺癌专业委员会 . 中国抗癌协会乳腺癌诊治指南与规范 (2019 年版)[J]. 中国

癌症杂志 , 2019, 29 (8): 609-680.

［15］ 王红霞 , 盛湲 , 刘赟 , 等 . 中国乳腺癌患者 BRCA1/2 基因检测与临床应用专家共识 (2018 年版)[J]. 中国癌症杂志 , 2018, 28 (10): 787-800.

［16］ KRIEGE M, BREKELMANS C T, BOETES C, et al. Efficacy of MRI and mammography for breast-cancer screening in women with a familial or genetic predisposition [J]. N Engl J Med, 2004, 351 (5): 427-437.

［17］ LEHMAN C D, BLUME J D, WEATHERALL P, et al. Screening women at high risk for breast cancer with mammography and magnetic resonance imaging [J]. Cancer. 2005, 103 (9): 1898-1905.

［18］ WARNER E, PLEWES D B, HILL K A, et al. Surveillance of BRCA1 and BRCA2 mutation carriers with magnetic resonance imaging, ultrasound, mammography, and clinical breast examination [J]. JAMA, 2004, 292 (11): 1317-1325.

［19］ KUHL C K, SCHRADING S, LEUTNER C C, et al. Mammography, breast ultrasound, and magnetic resonance imaging for surveillance of women at high familial risk for breast cancer [J]. J Clin Oncol, 2005, 23 (33): 8469-8476.

［20］ SARDANELLI F, PODO F, SANTORO F, et al. Multicenter surveillance of women at high genetic breast cancer risk using mammography, ultrasonography, and contrast-enhanced magnetic resonance imaging (the high breast cancer risk italian 1 study): final results [J]. Invest Radiol, 2011, 46 (2): 94-105.

[21] RIEDL C C, PONHOLD L, FLÖRY D, et al. Magnetic resonance imaging of the breast improves detection of invasive cancer, preinvasive cancer, and premalignant lesions during surveillance of women at high risk for breast cancer [J]. Clin Cancer Res, 2007, 13 (20): 6144-6152.

[22] NIEMEYER M, PAEPKE S, SCHMID R, et al. Extended indications for nipple-sparing mastectomy [J]. Breast J, 2011, 17 (3): 296-299.

[23] CHUNG A P, SACCHINI V. Nipple-sparing mastectomy: where are we now ? [J]. Surg Oncol, 2008, 17 (4): 261-266.

[24] MORROW M, MEHRARA B. Prophylactic mastectomy and the timing of breast reconstruction [J]. Br J Surg, 2009, 96 (1): 1-2.

[25] KIELY B E, JENKINS M A, Mckinley J M et al. Contralateral risk-reducing mastectomy in BRCA1 and BRCA2 mutation carriers and other high-risk women in the Kathleen Cuningham Foundation Consortium for Research into Familial Breast Cancer (kConFab)[J]. Breast Cancer Res Treat, 2010, 120 (3): 715-723.

[26] RICHARDS S, AZIZ N, BALE S, et al. Standards and guidelines for the interpretation of sequence variants: a joint consensus recommendation of the American College of Medical Genetics and Genomics and the Association for Molecular Pathology [J]. Genet Med, 2015, 17 (5): 405-424.

[27] LI M M, DATTO M, DUNCAVAGE E J, et al. Standards and guidelines for the interpretation and reporting of sequence variants in cancer: a joint consensus recommendation of the Association for

Molecular Pathology, American Society of Clinical Oncology, and College of American Patholo-gists [J]. J Mol Diagn, 2017, 19 (1): 4-23.

[28] HARTMANN L C, SCHAID D J, WOODS J E, et al. Efficacy of bilateral prophylactic mastectomy in women with a family history of breast cancer [J]. N Engl J Med, 1999, 340 (2): 77-84.

[29] HARTMANN L C, SELLERS T A, SCHAID D J et al. Efficacy of bilateral prophylactic mastectomy in BRCA1 and BRCA2 gene mutation carriers [J]. J Natl Cancer Inst, 2001, 93 (21): 1633-1637.

[30] HEEMSKERK-GERRITSEN B A, BREKELMANS C T, MENKE-PLUYMERS M B, et al. Prophy-lacticmastectomy in BRCA1/2 mutation carriers and women at risk of hereditary breast cancer: long-term experiences at the Rotterdam Family Cancer Clinic [J]. Ann Surg Oncol, 2007, 14 (12): 3335-3344.

[31] RICHARDS S, AZIZ N, BALE S, et al. Standards and guidelines for the interpretation of sequence variants: a joint consensus recommendation of the American College of Medical Genetics and Genomics and the Association for Molecular Pathology [J]. Genet Med, 2015, 17 (5): 405-424.

[32] RICHARDS C S, BALE S, BELLISSIMO D B, et al. ACMG recommendations for standards for interpretation and reporting of sequence variations: revisions 2007 [J]. Genet Med, 2008, 10 (4): 294-300.

[33] PIJPE A, ANDRIEU N, EASTON D F, et al. Exposure to diagnostic radiation and risk of breast cancer among carriers of BRCA1/2 mutations: retrospective cohort study (GENE-RAD-RISK)

[J]. BMJ, 2012, 345: e5660.

[34] KING M C, WIEAND S, HALE K, et al. Tamoxifen and breast cancer incidence among women with inherited mutations in BRCA1 and BRCA2: National Surgical Adjuvant Breast and Bowel Project (NSABP-P1) breast cancer prevention trial [J]. JAMA, 2001, 286 (18): 2251-2256.

[35] CONTANT C M, MENKE-PLUIJMERS M B, SEYNAEVE C, et al. Clinical experience of prophylactic mastectomy followed by immediate breast reconstruction in women at hereditary risk of breast cancer [HB (O) C] or a proven BRCA1 and BRCA2 germ-line mutation [J]. Eur J Surg Oncol, 2002, 28 (6): 627-632.

[36] NOORI S F, GANGI A, NELSON M E, et al. Comparison of nodal metastasis between BRCA mutation carriers and non-BRCA mutation carriers with breast cancer [J]. Ann Surg Oncol, 2014, 21 (10): 3324-3329.

[37] HAFFTY B G, HARROLD E, KHAN A J, et al. Outcome of conservatively managed early-onset breast cancer by BRCA1/2 status [J]. Lancet, 2002, 359 (9316): 1471-1477.

[38] PIERCE L J, LEVIN A M, REBBECK T R, et al. Ten-year multi-institutional results of breast-conserving surgery and radiotherapy in BRCA1/2-associated stage Ⅰ / Ⅱ breast cancer [J]. J Clin Oncol, 2006, 24 (16): 2437-2443.

[39] KYUNG-HWAK Y, SUMIN C, EUNYOUNG K, et al. Contralateral breast cancer and ipsilateral breast tumor recurrence in BRCA1/2 carriers and non-carriers at high-risk of hereditary breast

cancer [J]. J Breast Cancer, 2019, 22 (4): 587-598.

[40] YIMING G, JULIA E G, TREVOR K Y, et al. Breast cancer screening in high-risk men: a 12-year longitudinal observational study of male breast imaging utilization and outcomes [J]. Radiology, 2019, 293 (2): 282-291.

第九章
乳腺导管原位癌诊治临床实践指南

乳腺导管原位癌（ductal carcinoma in situ of the breast，DCIS）又称导管内癌，是局限于乳腺导管内的原位癌。目前，有关 DCIS 诊断和治疗等方面问题一直存在争议。为规范开展 DCIS 诊断与治疗，中华医学会外科学分会乳腺外科学组参照 GRADE 系统重新对 DCIS 相关的临床研究证据质量进行评价，并结合中国乳腺外科临床实践的可行性，制定《乳腺导管原位癌诊治临床实践指南(2021 版)》，为国内乳腺外科医师临床工作提供参考。

一、推荐意见

1. 影像学诊断方法

影像学诊断方法	证据等级	推荐强度
1.1 乳腺超声[1-2]	I 类	A 级
1.2 乳腺 X 射线摄影检查[3-4]	I 类	A 级
1.3 乳腺增强 MRI[5]	I 类	A 级

2. 确诊方式

确诊方式	证据等级	推荐强度
术后组织病理诊断[6]	I 类	A 级

3. 乳房外科治疗

乳房外科治疗	证据等级	推荐强度
3.1 保乳手术[7]	I 类	A 级
3.2 乳房单纯切除术[8]	I 类	A 级
3.3 乳房单纯切除术 + 重建手术[9]	I 类	A 级

4. 其他处理

治疗方式	证据等级	推荐强度
4.1 保乳手术后辅助放疗[10-13]	I 类	A 级
4.2 激素受体阳性患者使用内分泌药物[14-15]	I 类	A 级

二、讨论

本指南针对 DCIS 临床实践,并非假定为纯粹的 DCIS。专家组一致认为术后组织病理诊断是

DCIS 确诊的唯一方式。在临床实践中,对于术前穿刺病理诊断为 DCIS 的患者,仍要考虑病理低估的可能性[1]。

专家组推荐乳腺超声检查和乳腺 X 射线摄影检查作为 DCIS 患者优选影像学检查方法[1-2,16-17]。国内乳腺超声应用更加广泛。乳腺增强 MRI 检查也作为 I 类证据进行推荐[5,18-20]。

研究表明对 98% 的 DCIS 患者,乳房单纯切除术可以成为治愈性的方法[8]。专家组认为,对于无保乳意愿的 DCIS 患者,可考虑行乳房单纯切除术(或联合乳房重建)[9]。保乳手术辅助放疗与乳房单纯切除术有相似的生存率[7,16]。循证医学证据显示,切缘阳性与局部复发密切相关[17-18,20]。因此,DCIS 患者接受保乳手术时达到切缘阴性是最基本要求,切缘阳性应再次扩大切除,仍不能达到切缘阴性时推荐行全乳房切除(或联合乳房重建)。术中冰冻病理评估切缘有助于降低由于切缘阳性而导致的二次手术率[21]。专家组认为,术中冰冻病理评估切缘更符合中国临床实践实情。DCIS 的切缘阴性定义为肿瘤距染色缘 ≥ 2mm[22],考虑到在我国实际临床工作中很少采用墨染切缘法进行评估,故本指南专家组不将该标准做常规推荐。

空芯针穿刺活检(core needle biopsy,CNB)或真空辅助乳腺活检(vacuum assusted breast biopsy,VABB)穿刺诊断为 DCIS 的患者术后病理可能发现浸润性癌或伴有局灶微浸润[6]。专家组推荐 CNB 或 VABB 穿刺诊断 DCIS 的患者在实施乳腺手术同时进行前哨淋巴结活检(sentinel lymph node biopsy,SLNB)以预防乳腺病灶的病理学低估。但是,不推荐对未获得浸润性乳腺癌证据的 DCIS 行腋窝淋巴结清扫。由于 DCIS 的非浸润性定义,理论上并不需要进行 SLNB。但在临床实践中,鉴于穿刺诊断的病理低估问题和国内大部分医院不能做连续切片的实际情况,相当比例医师坚持行 SLNB。指南与目前临床实践之间的差异一定程度上反映出医师对 DCIS 治疗中的不确定性存有顾虑,需要更多研究证据支持 SLNB 的规范化及选择性原则。因此,本指南未将其列在推荐意见中。

前瞻性随机临床研究表明,与不放疗相比,DCIS 患者保乳手术后辅助放疗能减少 50%~60% 的复发风险[10-12]。一项纳入 3 729 例 DCIS 患者保乳手术后辅助放疗研究的随访 10 年数据表明,放疗可降低 15.2% 的同侧乳房绝对复发风险[13]。低复发风险 DCIS 患者保乳手术后可以豁免放疗则缺少高级别证据证实[23-25]。即使在低危患者或应用内分泌治疗的患者中,放疗仍可降低 DCIS 的局部复发率[26]。专家组认为,原则上 DCIS 接受保乳手术的患者术后均需要接受放疗。

结合国内外多项指南共识,专家组不推荐对明确诊断为 DCIS 的患者行化疗和靶向治疗[16-18,20,27]。NSABP-B24 纳入了 2 061 例接受保乳手术的 DCIS 患者,辅助他莫昔芬较安慰剂治疗 5 年乳腺癌累积发生风险显著降低;中位随访 13.6 年,他莫昔芬组同侧乳腺癌绝对复发风险降低 3.4%,对侧复发风险降低 3.2%[15]。多中心随机双盲安慰剂对照试验 IBIS-Ⅱ 从 14 个国家 236 家中心招募 2 980 例激素受体阳性绝经后 DCIS 患者,平均随访 7.2 年后,阿那曲唑与他莫昔芬两组的复发及死亡风险无统计学差异[14]。专家组参考预防性治疗和降低乳腺癌风险的国内外指南,认为激素受体阳性、绝经前/后接受保乳手术联合放疗或乳房单纯切除术的 DCIS 患者,可考虑服用他莫昔芬 5 年。绝经后 DCIS 患者术后可使用雷洛昔芬或芳香化酶抑制剂(依西美坦、阿那曲唑)以预防和降低乳腺癌风险[19,27]。

(执笔:郑 昂 金紫凝 崔梦遥 陈 波 姚 凡 金 锋 徐莹莹)

附件　投票情况

　　本指南投票委员会成员共 84 名，其中乳腺外科专业医师 70 人（82.4%），肿瘤内科专业医师 4 人（4.7%），医学影像科专业医师 4 人（4.7%），病理科专业医师 2 人（2.4%），放射治疗专业医师 2 人（2.4%），流行病学专业医师 2 人（2.4%）。

参考文献

［1］ NICHOLSON S, HANBY A, CLEMENTS K, et al. Variations in the management of the axilla in screen-detected ductal carcinoma in situ: evidence from the UK NHS breast screening programme audit of screen detected DCIS [J]. Eur J Surg Oncol, 2015, 41 (1): 86-93.

［2］ SOOD R, ROSITCH A F, SHAKOOR D, et al. Ultrasound for breast cancer detection globally: a systematic review and meta-analysis [J]. J Glob Oncol, 2019, 5: 1-17

［3］ MYERS E R, MOORMAN P, GIERISCH J M, et al. Benefits and harms of breast cancer screening: a systematic review [J]. JAMA, 2015, 314 (15): 1615-1634.

［4］ SHEN S, ZHOU Y, XU Y, et al. A multi-centre randomised trial comparing ultrasound vs mammography for screening breast cancer in high-risk Chinese women [J]. Br J Cancer, 2015, 112 (6): 998-1004.

［5］ LORD S J, LEI W, CRAFT P, et al. A systematic review of the effectiveness of magnetic resonance imaging (MRI) as an addition to mammography and ultrasound in screening young women at high risk of breast cancer [J]. Eur J Cancer, 2007, 43 (13): 1905-1917.

[6] BRENNAN M E, TURNER R M, CIATTO S, et al. Ductal carcinoma in situ at core-needle biopsy: meta-analysis of underestimation and predictors of invasive breast cancer [J]. Radiology, 2011, 260 (1): 119-128.

[7] NAROD S A, IQBAL J, GIANNAKEAS V, et al. Breast cancer mortality after a diagnosis of ductal carcinoma in situ [J]. JAMA Oncol, 2015, 1 (7): 888-896.

[8] LAKHANI S R. In-situ lobular neoplasia: time for an awakening [J]. Lancet, 2003, 361 (9352): 96.

[9] National Institute for Clinical Excellence (NICE). Guidance on cancer services: improving outcomes in breast cancer--manual update [EB/OL].(2002-08-28)[2021-03-01]. https://www. nice. org. uk/guidance/csg1.

[10] JULIEN J P, BIJKER N, FENTIMAN I S, et al. Radiotherapy in breast-conserving treatment for ductal carcinoma in situ: first results of the EORTC randomised phase III trial 10853. EORTC Breast Cancer Cooperative Group and EORTC Radiotherapy Group [J]. Lancet, 2000, 355 (9203): 528-533.

[11] HOUGHTON J, GEORGE W D, CUZICK J, et al. Radiotherapy and tamoxifen in women with completely excised ductal carcinoma in situ of the breast in the UK, Australia, and New Zealand: randomised controlled trial [J]. Lancet, 2003, 362 (9378): 95-102.

[12] FISHER E R, DIGNAM J, TAN-CHIU E, et al. Pathologic findings from the National Surgical

Adjuvant Breast Project (NSABP) eight-year update of Protocol B-17: intraductal carci-noma [J]. Cancer, 1999, 86 (3): 429-438.

[13] EARLY BREAST CANCER TRIALISTS'COLLABORATIVE G, CORREA C, MCGALE P, et al. Overview of the randomized trials of radiotherapy in ductal carcinoma in situ of the breast [J]. J Natl Cancer Inst Monogr, 2010, 2010 (41): 162-177.

[14] FORBES J F, SESTAK I, HOWELL A, et al. Anastrozole versus tamoxifen for the prevention of locoregional and contralateral breast cancer in postmenopausal women with locally excised ductal carcinoma in situ (IBIS-II DCIS): a double-blind, randomised controlled trial [J]. Lancet, 2016, 387 (10021): 866-873.

[15] WAPNIR I L, DIGNAM J J, FISHER B, et al. Long-term outcomes of invasive ipsilateral breast tumor recurrences after lumpectomy in NSABP B-17 and B-24 randomized clinical trials for DCIS [J]. J Natl Cancer Inst, 2011, 103 (6): 478-488.

[16] 孙强, 徐兵河, 邵志敏. 乳腺原位癌诊疗专家共识 [J]. 中华肿瘤杂志, 2016, 38 (12): 942-947.

[17] GRADISHAR W J, ANDERSON B O, ABRAHAM J, et al. Breast Cancer, Version 3. 2020, NCCN Clinical Practice Guidelines in Oncology [J]. J Natl Compr Canc Netw, 2020, 18 (4): 452-478.

[18] CARDOSO F, KYRIAKIDES S, OHNO S, et al. Early breast cancer: ESMO Clinical Practice Guide-lines for diagnosis, treatment and follow-up [J]. Ann Oncol, 2019, 30 (8): 1194-1220.

[19] National Comprehensive Cancer Network. NCCN clinical practice guidelines in oncology: breast

cancer screening and diagnosis, Version 1. 2020 [EB/OL]. (2020-09-17)[2021-02-01]. https://www. nccn. org/professionals/physician_gls/pdf/breast. pdf.

[20] The American Society of Breast Surgeons. Performance and practice guidelines for breast-conserving surgery/partial mastectomy[EB/OL]. (2015-02-22)[2021-02-01]. https://www. breastsurgeons. org/resources/statements.

[21] ESBONA K, LI Z, WILKE L G. Intraoperative imprint cytology and frozen section pathology for margin assessment in breast conservation surgery: a systematic review [J]. Ann Surg Oncol, 2012, 19 (10): 3236-3245.

[22] 中华医学会外科学分会乳腺外科学组 . 早期乳腺癌保留乳房手术中国专家共识 (2019 版)[J]. 中华外科杂志 , 2019, 57 (2): 81-84.

[23] GILLEARD O, GOODMAN A, COOPER M, et al. The significance of the Van Nuys prognostic index in the management of ductal carcinoma in situ [J]. World J Surg Oncol, 2008, 6: 61.

[24] SILVERSTEIN M J, LAGIOS M D, CRAIG P H, et al. A prognostic index for ductal carcinoma in situ of the breast [J]. Cancer, 1996, 77 (11): 2267-2274.

[25] LYMAN G H, GIULIANO A E, SOMERFIELD M R, et al. American Society of Clinical Oncology guideline recommendations for sentinel lymph node biopsy in early-stage breast cancer [J]. J Clin Oncol, 2005, 23 (30): 7703-7720.

[26] MCCORMICK B, WINTER K, HUDIS C, et al. RTOG 9804: a prospective randomized trial for

good-risk ductal carcinoma in situ comparing radiotherapy with observation [J]. J Clin Oncol, 2015, 33 (7): 709-715.

［27］中国抗癌协会乳腺癌专业委员会 . 中国抗癌协会乳腺癌诊治指南与规范 (2019 年版)[J]. 中国癌症杂志 , 2019, 29 (8): 609-680.

第十章
浸润性乳腺癌诊治临床实践指南

　　乳腺癌是中国女性最常见的恶性肿瘤,发病率呈现逐年上升趋势,手术、放疗、系统治疗相结合的综合治疗模式极大地改善了乳腺癌患者的生存及预后,其中手术治疗依旧占据非常重要的地位。乳腺外科医师不仅需要掌握娴熟的手术技巧,同时应具备乳腺癌患者全程管理和综合治疗的能力。为提高我国乳腺外科医师早期诊断乳腺癌、提供合理手术治疗、给予综合治疗导向的能力,中华医学会外科学分会乳腺外科学组通过意见征集与专家讨论确定了浸润性乳腺癌诊疗临床实践的关键问题,参照 GRADE 系统对相关证据进行评价,并结合中国乳腺外科临床实践的可及性,制定《浸润性乳腺癌诊治临床实践指南(2021 版)》,为国内乳腺外科医师临床工作提供参考。

一、推荐意见

1. 乳腺癌筛查

推荐内容	证据质量	推荐强度
1.1　一般风险人群筛查		
1.1.1　40 岁开始进行乳腺筛查[1]	I 类	A 级
1.1.2　1 次乳腺 X 射线摄影 / 年[2-4]	I 类	A 级
1.1.3　1 次乳腺超声 / 年[5-8]	I 类	A 级
1.2　乳腺癌高危人群筛查		
1.2.1　<40 岁起始进行乳腺筛查[1]	I 类	A 级
1.2.2　1 次乳腺 X 射线摄影 / 年[2-4]	I 类	A 级
1.2.3　1 次乳腺超声 / 年[5-8]	I 类	A 级
1.2.4　1 次乳腺 MRI 增强 / 年[1,9-10]	I 类	A 级

2. 乳腺癌诊断

诊断方法	证据质量	推荐强度
2.1 乳腺癌影像诊断		
2.1.1 乳腺 X 线检查[11]	I 类	A 级
2.1.2 乳腺超声[11]	I 类	A 级
2.1.3 乳腺增强 MRI[12-15]	I 类	A 级
2.2 乳腺癌病理诊断		
2.2.1 影像引导下乳腺组织学活检		
a. 空芯针穿刺活检[11,16]	I 类	A 级
b. 真空辅助微创旋切活检[11,16]	I 类	A 级
c. 导丝定位手术活检[16]	I 类	A 级
2.2.2 影像引导下淋巴结穿刺活检		
a. 细针抽吸活检[11,16]	I 类	A 级
b. 空芯针穿刺活检[11,16]	I 类	A 级

3. 乳腺癌手术治疗

手术方式	证据质量	推荐强度
3.1　乳腺手术方式		
3.1.1　乳腺癌保乳手术[17-18]	Ⅰ类	A级
3.1.2　单纯乳房切除术[11]	Ⅰ类	A级
3.1.3　乳腺癌改良根治术[19]	Ⅰ类	A级
3.1.4　保留皮肤的乳房切除术[20]	Ⅱ类	A级
3.1.5　保留乳头乳晕的皮下腺体切除术[21]	Ⅱ类	A级
3.2　腋窝淋巴结分期		
3.2.1　前哨淋巴结活检术[22]	Ⅰ类	A级
3.2.2　腋窝淋巴结清扫术[11]	Ⅰ类	A级
3.3　整形与重建		
3.3.1　保乳手术联合肿瘤整形技术[11,16]	Ⅱ类	A级
3.3.2　乳房切除术后重建		
3.3.2.1　乳房重建时机		
a. 即刻乳房重建[11,16]	Ⅱ类	A级
b. 延时乳房重建[11,16]	Ⅱ类	A级

手术方式	证据质量	推荐强度
c. 即刻 - 延时乳房重建[11,16]	Ⅱ类	A级
3.3.2.2　乳房重建方式		
a. 植入物重建[11,16]	Ⅱ类	A级
b. 自体组织重建[11,16]	Ⅱ类	A级
c. 植入物联合自体组织重建[11,16]	Ⅱ类	A级

4. 乳腺癌术后放疗

推荐内容	证据质量	推荐强度
4.1　保乳手术后全乳放疗[23]	Ⅰ类	A级
4.2　乳房切除术后,N_2 及以上,胸壁与区域淋巴结放疗[24]	Ⅰ类	A级
4.3　乳房切除术后,N_1,胸壁与区域淋巴结放疗[25]	Ⅰ类	A级
4.4　乳房切除术后,T_3 及以上,胸壁放疗[26]	Ⅱ类	A级

5. 乳腺癌系统治疗

推荐内容	证据质量	推荐强度
5.1 辅助治疗		
5.1.1 激素受体阳性患者接受内分泌治疗[11,27]	I 类	A 级
5.1.2 HER2 阳性患者接受靶向治疗[11,27]	I 类	A 级
5.1.3 具有高危因素的患者接受化疗[11,27]	I 类	A 级
5.2 新辅助治疗		
5.2.1 适应证		
a. 不可手术乳腺癌（T4、N2 及以上）[11,27]	I 类	A 级
b. 肿瘤相对较大不具备保乳条件拟行保乳手术[11,27]	I 类	A 级
c. 在体评价药物敏感性以指导后续治疗[11,27]	I 类	A 级
5.2.2 策略		
a. 治疗前明确临床分期、病理诊断、组织学分级和分子特征[11,27]	I 类	A 级
b. 治疗前进行瘤床标记定位[11,27]	I 类	A 级
c. 治疗中密切监控治疗反应[11,27]	I 类	A 级
d. 治疗后进行原发灶和淋巴结的病理评估[11,27]	I 类	A 级

6. 乳腺癌术后随访

推荐内容	证据质量	推荐强度
6.1 时间间隔		
6.1.1 5 年内, 1~4 次 / 年[11]	Ⅱ类	A 级
6.1.2 5 年后, 1 次 / 年[11]	Ⅱ类	A 级
6.2 随访内容		
6.2.1 乳腺及区域淋巴结		
a. 乳腺及区域淋巴结超声[11]	Ⅱ类	A 级
b. 乳腺 X 射线摄影[11,28]	Ⅰ类	A 级
6.2.2 远隔部位		
a. 不推荐无症状远处转移筛查[29-30]	Ⅰ类	A 级
b. 肿瘤标志物	Ⅲ类	C 级
c. 胸部 CT	Ⅲ类	C 级
d. 腹部超声 /CT/MRI	Ⅲ类	C 级
e. 骨扫描	Ⅲ类	C 级

第十章　浸润性乳腺癌诊治临床实践指南

推荐内容	证据质量	推荐强度
f. PET/CT	Ⅲ类	C级
6.2.3 手术相关并发症		
上肢淋巴水肿[11]	Ⅱ类	A级
6.2.4 药物治疗相关并发症		
a. 他莫昔芬治疗后子宫内膜评估[11]	Ⅱ类	A级
b. 芳香化酶抑制剂治疗后骨密度评估[11]	Ⅱ类	A级
6.2.5 生活方式评估及指导[11]	Ⅱ类	A级

7. 复发转移性乳腺癌治疗

推荐内容	证据质量	推荐强度
7.1 复发灶/转移灶活检并完善免疫组织化学评估[11,27]	Ⅱ类	A级
7.2 局部/区域复发在可切除情况下行 R_0 切除 ± 放疗[11,16]	Ⅱ类	A级
7.3 结合免疫组织化学分型进行系统治疗[11,27]	Ⅰ类	A级

二、讨论

　　针对适应证女性进行乳腺癌筛查已经获得广泛共识。文献报道,乳腺 X 射线摄影是唯一可以降低乳腺癌死亡率的筛查手段[2]。美国 HIP 研究[3]及瑞典 TWO-COUNTY 研究[4]以 40 岁以上健康女性为对象开展的乳腺癌 X 射线摄影筛查大规模随机对照研究,长期随访结果显示乳腺 X 射线摄影筛查可以降低乳腺癌死亡率。

　　荟萃分析显示乳腺超声筛查的灵敏度高于乳腺 X 射线摄影[5]。日本 J-START 研究在 72 998 例受试者中开展了随机对照研究,乳腺超声联合乳腺 X 射线摄影筛查组与乳腺 X 射线摄影筛查组乳腺癌检出的灵敏度分别为 91.1% 和 77%,联合筛查可检出更多的乳腺癌患者及早期(0、Ⅰ 期)患者[6];国内一项纳入 13 339 例高危女性的研究表明,乳腺 X 射线摄影、超声及二者联合筛查的检出率分别为 0.72/1 000、1.51/1 000、2.02/1 000,且乳腺超声筛查每检出 1 例乳腺癌患者所需费用最低[7];另一项 28 万余中国女性的筛查研究提示乳腺超声联合查体补充乳腺 X 射线摄影检查的灵敏度为 97.35%[8]。尽管尚缺乏超声筛查可以降低乳腺癌死亡率的高级别证据,但是基于亚裔女性乳房结构特点,乳腺 X 射线摄影检查的优势可能有别于西方国家,因此,亚洲的研究都体现了乳腺超声筛查的临床价值,专家组根据中国国情特点,推荐乳腺超声作为中国女性乳腺癌筛查的优选手段。

　　乳腺增强 MRI 对一般风险人群乳腺癌筛查的价值尚缺乏证据支持。但是,针对乳腺癌高危人群应用乳腺增强 MRI 筛查较乳腺 X 射线摄影及联合超声筛查灵敏度更高[9]。专家组不推荐乳腺增强

MRI 用于一般风险人群筛查。同意乳腺癌高危人群接受乳腺增强 MRI 筛查[1,10]。

乳腺超声和乳腺 X 射线摄影检查是诊断乳腺癌的基本检查。乳腺增强 MRI 可以提高乳腺癌病灶检出率[12]。COMICE[31] 及 MONET[32] 两项前瞻性研究表明，在乳腺超声及乳腺 X 射线摄影检查基础上，乳腺增强 MRI 的应用并不能降低保乳患者因为切缘阳性的二次手术率。专家组推荐乳腺增强 MRI 可以作为腺体致密导致乳腺 X 射线摄影检出困难[14]、多灶或多中心乳腺癌[12]、隐匿性乳腺癌[13]、浸润性小叶癌患者[14] 及拟行新辅助治疗患者的补充检查手段[15]。

乳腺癌外科治疗术式不断改进，NSABP B04 研究的数据结果显示，改良根治术与根治术疗效一致[19]，NSABP B06 研究[17] 及 Milan 研究[18] 证实了保乳手术联合放疗与乳房切除术之间 OS 无统计学差异。因此，保乳手术和改良根治术是目前临床实践的主流术式。中华医学会外科学分会乳腺外科学组 CSBrS-005 研究显示，中国早期乳腺癌保乳手术仅占 14.6%[33]，鉴于保乳手术具有创伤小、术后生活质量高的优点，以及高级别循证医学证据的支持，专家组一致同意推荐具备保乳条件的乳腺癌患者首选保乳手术。乳腺癌的腋窝分期可以判断预后并指导后续治疗。NSABP B32 研究的结果表明前哨淋巴结阴性的患者可以豁免腋窝清扫[22,34]。专家组推荐前哨淋巴结活检作为 cN₀ 早期乳腺癌腋窝分期的首选术式。对于乳房切除术后拟行乳房重建的患者，保留皮肤的乳房切除术（skin-sparing mastectomy，SSM）以及保留乳头乳晕的乳房切除术（nipple-sparing mastectomy，NSM）可以为后续乳房重建提供足够的皮肤覆盖，而且可以获得更好的外观。一项纳入 20 项研究的荟萃分析表明 NSM 并不影响乳腺癌患者的肿瘤安全性，在早期乳腺癌患者中是一种安全的手术方式[21]。鉴于 NSM、SSM 手术的安全性数据多基于回顾性分析，对于有乳房重建需求的患者，专家组推荐在严格把握适应证的前提下可以考虑选择 NSM/SSM。对于拟行乳房切除术且有乳房重建需求的患者,根据患者病情、乳房外观、身体情况选择最佳的重建方式[35],重建时机需要综合术后辅助治疗与重建乳房之间的相互影响。放疗与乳房重建顺序备受争议,不同的治疗顺序各有利弊[11],专家组认为,肿瘤安全性应该作为制订治疗决策的第一考量要素。

EBCTCG 荟萃分析显示,保乳患者术后放疗在降低疾病复发风险的同时可以降低乳腺癌死亡风险[23]。DBCG 82 b&c 研究及 EBCTCG 荟萃分析的数据结果表明,对于淋巴结阳性的乳房切除患者,放疗不仅可以降低区域复发的风险,而且可以带来生存获益,包括 1~3 枚淋巴结阳性的患者也可以获益[24-25]。因此,专家组推荐淋巴结阳性的患者术后予以放疗。

新辅助治疗是乳腺癌综合治疗的重要组成部分。NSABP B18、NSABP B27 研究及 EBCTCG 荟萃分析的长期随访结果显示,早期乳腺癌新辅助治疗组与辅助治疗组相比,OS 及 DFS 均无统计学差异[36-37]。因此,专家组同意推荐不可手术乳腺癌及因肿块较大无法保乳的乳腺癌选择新辅助治疗。对于 T_2 及以上或 N_1 及以上的可手术乳腺癌,建议参考分子分型制订治疗方案。新辅助治疗前进行瘤床标记定位,明确临床分期、病理诊断、组织学分级和分子特征[11]。治疗中监测新辅助治疗疗效是新辅助治疗安全实施的重要保障[11]。专家组推荐对患者进行乳腺超声、乳腺 X 射线摄影、乳腺增强 MRI 评估[15,38]。荟萃分析的数据结果表明,新辅助治疗后病理完全缓解(pathological complete response,pCR)患者预后优于非 pCR 患者[39-40],针对非 pCR 患者的后续强化辅助治疗可以降低复发风险[41-42]。专家组推荐接受新辅助治疗后采用 Miller/Payne 分级或 RCB 分级方法对原发灶和淋巴结进行病理疗效评估[43-44]。

乳腺癌术后规律复查可以了解患者的生存状况、监测疾病复发转移,也可以监管术后并发症及辅助治疗的不良反应,指导患者健康的生活方式和心理状态。既往荟萃分析结果表明,规律的局部影像检查有助于早期发现复发病灶,降低乳腺癌死亡率[28]。

考虑到原发灶与复发转移灶之间可能存在的异质性[45],专家组推荐完善复发/转移灶的病理评估以指导复发/转移患者的后续治疗。对于局部区域复发的患者,专家组推荐尽可能获得 R_0 切除,参照既往放疗情况决定是否予以放疗,对于初始无法 R_0 切除的患者,可以考虑系统治疗病情缓解后行手术治疗[11,16]。

(执笔:刘 淼 王朝斌 谢 菲 彭 媛 王 殊)

附件 投票情况

本指南投票委员会成员共 71 名,其中乳腺外科医师 58 人(81.7%),肿瘤内科医师 5 人(7%),医学影像科医师 3 人(4.2%),病理科医师 2 人(2.8%),流行病学专家 2 人(2.8%),放射治疗科医师 1 人(1.4%)。

参考文献

[1] National Comprehensive Cancer Network. NCCN clinical practice guidelines in oncology: breast cancer screening and diagnosis, Version 1. 2020[EB/OL].(2020-09-17)[2021-01-25]. https://www. nccn.

org/professionals/physician_gls/pdf/breast. pdf.

[2] MYERS E R, MOORMAN P, GIERISCH J M, et al. Benefits and harms of breast cancer screening: a systematic review [J]. JAMA, 2015, 314 (15): 1615-1634.

[3] Shapiro S. Periodic screening for breast cancer: the HIP randomized controlled trial [J]. J Natl Cancer Inst Monogr, 1997 (22): 27-30.

[4] TABÁR L, VITAK B, CHEN H H, et al. The Swedish Two-County Trial twenty years later. Updated mortality results and new insights from long-term follow-up [J]. Radiol Clin North Am, 2000, 38 (4): 625-651.

[5] SOOD R, ROSITCH A F, SHAKOOR D, et al. Ultrasound for breast cancer detection globally: a systematic review and meta-analysis [J]. J Glob Oncol, 2019, 5: 1-17.

[6] OHUCHI N, SUZUKI A, SOBUE T, et al. Sensitivity and specificity of mammography and adjunctive ultrasonography to screen for breast cancer in the Japan Strategic Anti-cancer Randomized Trial (J-START): a randomised controlled trial [J]. Lancet, 2016, 387 (10016): 341-348.

[7] SHEN S, ZHOU Y, XU Y, et al. A multi-centre randomised trial comparing ultrasound vs mammography for screening breast cancer in high-risk Chinese women [J]. Br J Cancer, 2015, 112 (6): 998-1004.

[8] 许娟, 王颀, 马宏民, 等. 体检联合超声补充 X 射线钼靶检查乳腺癌筛查模式初步应用评价 [J]. 中华肿瘤防治杂志, 2013, 20 (17): 1295-1299.

[9] LORD S J, LEI W, CRAFT P, et al. A systematic review of the effectiveness of magnetic resonance

imaging (MRI) as an addition to mammography and ultrasound in screening young women at high risk of breast cancer [J]. Eur J Cancer, 2007, 43 (13): 1905-1917.

[10] SASLOW D, BOETES C, BURKE W, et al. American Cancer Society guidelines for breast screening with MRI as an adjunct to mammography [J]. CA Cancer J Clin, 2007, 57 (2): 75-89.

[11] National Comprehensive Cancer Network. NCCN clinical practice guidelines in oncology: breast cancer, version 6. 2020 [EB/OL].(2020-09-08)[2021-02-25]. https://www. nccn. org/professionals/ physician_gls/pdf/breast. pdf.

[12] HOUSSAMI N, CIATTO S, MACASKILL P, et al. Accuracy and surgical impact of magnetic resonance imaging in breast cancer staging: systematic review and meta-analysis in detection of multifocal and multicentric cancer [J]. J Clin Oncol, 2008, 26 (19): 3248-3258.

[13] DE BRESSER J, DE VOS B, VAN DER ENT F, et al. Breast MRI in clinically and mammographically occult breast cancer presenting with an axillary metastasis: a systematic review [J]. Eur J Surg Oncol, 2010, 36 (2): 114-119.

[14] DEBALD M, ABRAMIAN A, NEMES L, et al. Who may benefit from preoperative breast MRI ? A single-center analysis of 1102 consecutive patients with primary breast cancer [J]. Breast Cancer Res Treat, 2015, 153 (3): 531-537.

[15] MARINOVICH M L, MACASKILL P, IRWIG L, et al. Agreement between MRI and pathologic breast tumor size after neoadjuvant chemotherapy, and comparison with alternative tests: individual

patient data meta-analysis [J]. BMC Cancer, 2015, 15: 662.

［16］中国抗癌协会乳腺癌专业委员会. 中国抗癌协会乳腺癌诊治指南与规范 (2019 年版)[J]. 中国癌症杂志 , 2019, 29 (8): 609-680.

［17］FISHER B, ANDERSON S, BRYANT J, et al. Twenty-year follow-up of a randomized trial comparing total mastectomy, lumpectomy, and lumpectomy plus irradiation for the treatment of invasive breast cancer [J]. N Engl J Med, 2002, 347 (16): 1233-1241.

［18］VERONESI U, CASCINELLI N, MARIANI L, et al. Twenty-year follow-up of a randomized study comparing breast-conserving surgery with radical mastectomy for early breast cancer [J]. N Engl J Med, 2002, 347 (16): 1227-1232.

［19］FISHER B, JEONG J H, ANDERSON S, et al. Twenty-five-year follow-up of a randomized trial comparing radical mastectomy, total mastectomy, and total mastectomy followed by irradiation [J]. N Engl J Med, 2002, 347 (8): 567-575.

［20］LANITIS S, TEKKIS P P, SGOURAKIS G, et al. Comparison of skin-sparing mastectomy versus non-skin-sparing mastectomy for breast cancer: a meta-analysis of observational studies [J]. Ann Surg, 2010, 251 (4): 632-639.

［21］DE LA CRUZ L, MOODY A M, TAPPY E E, et al. Overall survival, disease-free survival, local recurrence, and nipple-areolar recurrence in the setting of nipple-sparing mastectomy: a meta-analysis and systematic review [J]. Ann Surg Oncol, 2015, 22 (10): 3241-3249.

[22] KRAG D N, ANDERSON S J, JULIAN T B, et al. Sentinel-lymph-node resection compared with conventional axillary-lymph-node dissection in clinically node-negative patients with breast cancer: overall survival findings from the NSABP B-32 randomised phase 3 trial [J]. Lancet Oncol, 2010, 11 (10): 927-933.

[23] EARLY BREAST CANCER TRIALISTS' COLLABORATIVE G (EBCTCG), DARBY S, MCGALE P, et al. Effect of radiotherapy after breast-conserving surgery on 10-year recurrence and 15-year breast cancer death: meta-analysis of individual patient data for 10, 801 women in 17 randomised trials [J]. Lancet, 2011, 378 (9804): 1707-1716.

[24] OVERGAARD M, JENSEN M B, OVERGAARD J, et al. Postoperative radiotherapy in high-risk postmenopausal breast-cancer patients given adjuvant tamoxifen: Danish Breast Cancer Cooperative Group DBCG 82c randomised trial [J]. Lancet, 1999, 353 (9165): 1641-1648.

[25] EARLY BREAST CANCER TRIALISTS' COLLABORATIVE G (EBCTCG), MCGALE P, TAYLOR C, et al. Effect of radiotherapy after mastectomy and axillary surgery on 10-year recurrence and 20-year breast cancer mortality: meta-analysis of individual patient data for 8135 women in 22 randomised trials [J]. Lancet, 2014, 383 (9935): 2127-2135.

[26] NIELSEN H M, OVERGAARD M, GRAU C, et al. Study of failure pattern among high-risk breast cancer patients with or without postmastectomy radiotherapy in addition to adjuvant systemic therapy: long-term results from the Danish Breast Cancer Cooperative Group DBCG 82 b and c

randomized studies [J]. J Clin Oncol, 2006, 24 (15): 2268-2275.

［27］中国临床肿瘤学会指南工作委员会. 中国临床肿瘤学会 (CSCO) 乳腺癌诊疗指南 (2020)[M]. 北京：人民卫生出版社, 2020.

［28］LU W L, JANSEN L, POST W J, et al. Impact on survival of early detection of isolated breast recurrences after the primary treatment for breast cancer: a meta-analysis [J]. Breast Cancer Res Treat, 2009, 114 (3): 403-412.

［29］The GIVIO Investigators. Impact of follow-up testing on survival and health-related quality of life in breast cancer patients. A multicenter randomized controlled trial [J]. JAMA 1994, 271 (20): 1587-1592.

［30］ROSSELLI DEL TURCO M, PALLI D, CARIDDI A, et al. Intensive diagnostic follow-up after treatment of primary breast cancer. a randomized trial. National Research Council Project on Breast Cancer follow-up [J]. JAMA, 1994, 271 (20): 1593-1597.

［31］TURNBULL L, BROWN S, HARVEY I, et al. Comparative effectiveness of MRI in breast cancer (COMICE) trial: a randomised controlled trial [J]. Lancet, 2010, 375 (9714): 563-571.

［32］PETERS N H, VAN ESSER S, VAN DEN BOSCH M A, et al. Preoperative MRI and surgical management in patients with nonpalpable breast cancer: The MONET-randomised controlled trial [J]. Eur J Cancer, 2011, 47 (6): 879-886.

［33］YU L X, SHI P, TIAN X S, et al. A multi-center investigation of breast-conserving surgery based on data from the Chinese Society of Breast Surgery (CSBrS-005)[J]. Chin Med J (Engl), 2020, 133

(22): 2660-2664.

[34] ASHIKAGA T, KRAG D N, LAND S R, et al. Morbidity results from the NSABP B-32 trial comparing sentinel lymph node dissection versus axillary dissection [J]. J Surg Oncol, 2010, 102 (2): 111-118.

[35] AHMED S, SNELLING A, BAINS M, et al. Breast reconstruction [J]. BMJ, 2005, 330 (7497): 943-948.

[36] RASTOGI P, ANDERSON S J, BEAR H D, et al. Preoperative chemotherapy: updates of National Surgical Adjuvant Breast and Bowel Project Protocols B-18 and B-27 [J]. J Clin Oncol, 26 (5): 778-785.

[37] EARLY BREAST CANCER TRIALISTS'COLLABORATIVE GROUP (EBCTCG). Long-term outcomes for neoadjuvant versus adjuvant chemotherapy in early breast cancer: meta-analysis of individual patient data from ten randomised trials [J]. Lancet Oncol, 2018, 19 (1): 27-39.

[38] YEH E, SLANETZ P, KOPANS D B, et al. Prospective comparison of mammography, sonography, and MRI in patients undergoing neoadjuvant chemotherapy for palpable breast cancer [J]. AJR Am J Roentgenol, 2005, 184 (3): 868-877.

[39] CORTAZAR P, ZHANG L, UNTCH M, et al. Pathological complete response and long-term clinical benefit in breast cancer: the CTNeoBC pooled analysis [J]. Lancet, 2014, 384 (9938): 164-172.

[40] VON MINCKWITZ G, UNTCH M, BLOHMER J U, et al. Definition and impact of pathologic

complete response on prognosis after neoadjuvant chemotherapy in various intrinsic breast cancer subtypes [J]. J Clin Oncol, 2012, 30 (15): 1796-1804.

[41] MASUDA N, LEE S J, OHTANI S, et al. Adjuvant capecitabine for breast cancer after preoperative chemotherapy [J]. N Engl J Med, 2017, 376 (22): 2147-2159.

[42] VON MINCKWITZ G, HUANG C S, MANO M S, et al. Trastuzumab emtansine for residual invasive HER2-positive breast cancer [J]. N Engl J Med, 2019, 380 (7): 617-628.

[43] OGSTON K N, MILLER I D, PAYNE S, et al. A new histological grading system to assess response of breast cancers to primary chemotherapy: prognostic significance and survival [J]. Breast, 2003, 12 (5): 320-327.

[44] SYMMANS W F, PEINTINGER F, HATZIS C, et al. Measurement of residual breast cancer burden to predict survival after neoadjuvant chemotherapy [J]. J Clin Oncol, 25 (28): 4414-4422.

[45] AURILIO G, DISALVATORE D, PRUNERI G, et al. A meta-analysis of oestrogen receptor, progesterone receptor and human epidermal growth factor receptor 2 discordance between primary breast cancer and metastases [J]. Eur J Cancer, 2014, 50 (2): 277-289.

第十一章
超声引导乳腺病灶和区域淋巴结穿刺活检临床实践指南

随着影像学引导穿刺活检技术的成熟与进步，开放手术乳腺病灶活检比例逐渐降低。超声引导穿刺以其操作简便、实时显示等诸多优点，应用最为普遍，病变标本可通过细针抽吸活检（fine-needle aspiration biopsy，FNAB）、空芯针穿刺活检（core needle biopsy，CNB）、真空辅助乳腺活检（vacuum-assisted breast biopsy，VABB）等不同活检方式获取。为规范开展超声引导乳腺病灶和区域淋巴结穿刺活检技术，中华医学会外科学分会乳腺外科学组在《超声引导乳腺病灶和区域淋巴结穿刺活检专家共识与临床操作意见（2019）》[1]的基础上，参照 GRADE 系统重新对相关临床研究证据质量进行评价，结合中国乳腺外科临床实践的可及性，制定《超声引导乳腺病灶和区域淋巴结穿刺活检临床实践指南（2021 版）》。为国内乳腺外科医师的临床实践提供参考。

一、推荐意见

1. 适应证

适应证	证据等级	推荐强度
1.1 乳腺病灶		
1.1.1 BI-RADS ≥ 4 类[2-4]	Ⅰ类	A级
1.1.2 BI-RADS 3 类且合并乳腺癌家族史或其他乳腺癌高危因素[1]	Ⅱ类	A级
1.1.3 乳腺癌拟行新辅助治疗患者[3-4]	Ⅰ类	A级
1.1.4 需要进行病理学分类的乳腺良性疾病[4]	Ⅰ类	A级
1.2 区域淋巴结		
影像学提示区域淋巴结形态和/或结构异常,可疑转移癌[5]	Ⅰ类	A级

2. 乳腺病灶穿刺活检方式

乳腺病灶穿刺活检方式	证据等级	推荐强度
2.1 细针抽吸活检[2]	Ⅲ类	B级
2.2 空芯针穿刺活检[3,6-7]	Ⅰ类	A级
2.3 真空辅助乳腺活检[4]	Ⅰ类	A级

3. 区域淋巴结穿刺活检方式

区域淋巴结穿刺活检方式	证据等级	推荐强度
3.1　细针抽吸活检[8]	I 类	A 级
3.2　空芯针穿刺活检[5]	I 类	A 级

4. 乳腺病灶穿刺活检临床问题

乳腺病灶穿刺活检临床问题	证据等级	推荐强度
4.1　乳腺病灶空芯针穿刺活检的穿刺针型号		
4.1.1　14G [9-11]	II 类	A 级
4.1.2　16G [9-11]	II 类	A 级
4.1.3　18G [9-10]	III 类	B 级
4.2　乳腺病灶空芯针穿刺活检,穿取 4 针以上以提高穿刺确诊率 （使用 14G 穿刺针）[12-13]	II 类	A 级
4.3　空芯针穿刺活检或真空辅助乳腺活检对以下乳腺病灶存在病 理低估可能性		

乳腺病灶穿刺活检临床问题		证据等级	推荐强度
4.3.1	高风险病灶	乳头状瘤[14-15]	I 类	A 级
4.3.2	高风险病灶	不典型增生[4,14]	I 类	A 级
4.3.3	高风险病灶	叶状肿瘤[14,16]	II 类	A 级
4.3.4	高风险病灶	放射性瘢痕[14]	II 类	A 级
4.3.5	原位癌[4,14]		I 类	A 级

二、讨论

超声引导下乳腺病灶穿刺活检技术在临床已经得到广泛应用。穿刺活检的工具包括细针、空芯针及真空辅助旋切技术，其特点和应用各有不同。

专家组认为，超声引导下乳腺病灶或区域淋巴结穿刺活检的禁忌证可以参考外科手术术前评估原则制订。其中，包括合并严重全身性疾病、精神障碍或主观原因无法配合手术；合并严重出血性疾病或凝血功能障碍等。邻近假体的病灶、伴有粗大钙化的病灶等应考虑为相对禁忌证，临床医师根据情况谨慎处理。

FNAB 通过细针穿刺获取病灶细胞进行细胞病理学诊断，Yu 等[2]对 46 项 7 207 例 FNAB 进行 meta

分析,报道了 FNAB 在取材标本充足情况下所获得的敏感性和特异性,但是,在 11 项报告了取材不足的研究中,27.5% 的患者存在检材不足导致病理低估、整体敏感性和特异性较低的问题。专家组认为,乳腺癌已经进入依据肿瘤分子分型的分类治疗时代,FNAB 不能获得组织学病理,且细胞免疫组织化学技术尚未获得普及和规范,同时,基于其证据级别不高,专家组不推荐 FNAB 作为乳腺病灶穿刺的优选方法。

CNB 可以获取病灶组织进行组织病理学诊断,文献报道,其诊断敏感性为 96%[3],并且穿刺组织 ER、PR 和 HER2 状态结果与手术标本的免疫组织化学结果具有良好一致性[6-7]。但是,在病灶较小、存在肿瘤异质性或特殊病理类型的情况下[17],CNB 也存在假阴性和组织病理学低估的可能。Huang 等[9]、Giuliani 等[10]和 Zhou 等[18]三项对 14G、16G 和 18G 空芯针穿刺的准确性进行对比,结果提示三种型号在准确性上无统计学差异,小肿瘤(<10mm)穿刺结果的假阴性均较高。多项研究报道[12-13],使用 14G 的 CNB 需要穿刺 4~5 针以确保准确性;2019 年,CSBrS 专家共识推荐使用 14G 活检针对病灶以 180° 扇形方向穿取 4 针以上以获取足够组织量。Youk 等[19]对 2 420 例 14G CNB 乳腺肿块进行系统性回顾,结果提示导管原位癌(ductal carcinoma in-situ,DCIS)的低估率为 29%;高风险病灶[包括不典型增生(atypical ductal hyperplasia,ADH)、叶状肿瘤、放射性瘢痕和乳头状瘤等]的总体低估率为 27%,其中 ADH 的低估率为 52%,其他高风险病灶为 17%,可见 CNB 对特殊病理类型的诊断有较高的病理低估率,临床医师应谨慎评价。Liebens 等[20]对 15 项 CNB 与乳腺癌肿瘤细胞种植的研究进行系统评价,22% 的患者手术标本中可见恶性上皮细胞移位,并与 CNB 和手术时间间隔相关,提示移位肿瘤细胞不具活力;4 项研究对 CNB 和局部复发风险的分析,结果提示未发现风险增加。尽管目前尚无 CNB 降低 OS 的直接临床证据,专家组仍然建议设计手术切口应包括穿刺针道,以最大限度减少复发和转移的可能。

VABB 可以获得更多组织标本,对于良性病灶、疑似乳头状瘤病变及其他可疑病灶可做病灶完整切除。术中超声影像引导能明确边缘、降低漏诊率。Yu 等[4]对 21 项共计 1 386 例采用 VABB 诊断的乳腺癌患者进行 meta 分析,提示 VABB 诊断乳腺恶性肿瘤的总体敏感性为 98.1%,特异性达 99.9%;对 ADH 和 DCIS 的诊断低估率低于 CNB,分别为 20.9% 和 11.2%。Chang 等[13]的回顾性研究提示 VABB 对良性乳头状瘤和乳头状瘤伴不典型增生的病理低估率为 12.8% 和 6.1%。Youk 等[16]的回顾性研究提示 8.2% 的叶状肿瘤存在病理学低估,超声引导下 VABB 切除后 36.6% 存在肿瘤组织残余;NCCN 指南[21]建议叶状肿瘤行开放活检以明确病理类型。

对于特殊病理类型的乳腺病变,CNB 或 VABB 的病理低估率或假阴性率在各研究中略有差异,可能与多灶性病变、肿瘤的异质性等肿瘤生物学特性及各中心临床、超声或病理医师的实际操作有关,但总体概率较高,专家组建议,针对上述情况临床医师应考虑进一步开放手术切除病灶,明确诊断。同时,穿刺活检结果与影像学检查严重分歧时,应考虑开放手术活检。

乳腺相关区域淋巴结包括腋窝和锁骨上、下区域。超声引导淋巴结穿刺活检是判断乳腺癌区域淋巴结状态的重要方法之一。NCCN 指南[21]、ESMO[22]和中国抗癌协会[23]推荐对影像学评估可疑淋巴结行影像学引导下穿刺活检。其中,超声引导下 FNAB 以其安全、操作简单的优势成为临床最常用的方法。但是,FNAB 仅能获取细胞学材料,某些形态异常的细胞无法准确分辨;无法获得淋巴结组织结构,不能进行肿瘤免疫组织化学评价,这些问题都可能导致病理学低估。CNB 可以很好地弥补 FNAB 的不足,Balasubramanian 等[9]对 6 项包括了 1 353 例腋窝淋巴结穿刺活检的研究进行 meta 分析,结果提示超声引导 CNB 对淋巴结转移诊断的敏感性为 88%,高于 FNAB 组的 74%;二者的特异性均接近100%。但是，腋窝淋巴结，尤其是锁骨区域淋巴结，多与血管、神经伴行，专家组提醒临床医师穿刺时应在超声影像引导下，选择合适的穿刺针谨慎操作，降低出现副损伤比例。

超声引导下获得组织穿刺标本及其免疫组织化学结果，可对制订分类治疗方案提供参考依据。同时，穿刺标本也是评价新辅助治疗患者治疗疗效的重要证据。在穿刺同时放置标记夹有利于提高后期手术定位的准确性。

（执笔：马巾斐　陈璐艳　吴双伶　徐莹莹　姚　凡　金　锋　傅佩芬　陈　波）

附件 1　投票情况

本指南投票委员会成员共 79 名，其中乳腺外科专业医师 68 人(86.1%)，肿瘤内科专业医师 2 人(2.5%)，医学影像科专业医师 4 人(5.1%)，病理科专业医师 2 人(2.5%)，放射治疗专业医师 1 人(1.3%)，流行病学专业医师 2 人(2.5%)。

附件 2　超声引导乳腺病灶 CNB 操作意见

1. 术前准备　核对患者信息，确保影像学资料完整，无手术禁忌证。签署手术知情同意书。
2. 体位选择　常采用平卧位或侧卧位，方便穿刺操作。充分暴露穿刺部位，影像学图像显示清晰。
3. 操作过程　常规消毒铺巾。无菌套罩住超声探头，确定最佳进针方向并全程引导穿刺深度。

检查一次性组织活检穿刺针,使用 1% 利多卡因局部麻醉。超声引导下病灶实质部分应位于穿刺针射程内。确认定位无误后打开 CNB 保险,触发穿刺针完成操作。保存并采集穿刺针通过乳腺病灶的影像学图像,压迫止血。10% 中性甲醛溶液固定标本后送检并附完整的病例资料。(图 1)

4. 注意事项 麻醉药物利多卡因单次使用上限不超过 400mg。局部麻药中可以按照 1:200 000 或 1:100 000 比例加入盐酸肾上腺素,以预防出血。高血压、心脏疾病者慎用。麻醉范围包括穿刺点皮肤、针道及病灶周围。CNB 推荐 14G~16G 活检针为宜,穿刺前需检查穿刺枪及穿刺针头完好,穿刺点应综合考虑方便活检及后续手术的切口设计。穿刺过程注意进针深度和角度,充分估计穿刺针弹射范围,避免损伤胸壁、皮肤及周围血管,避免发生刺入胸腔等意外。穿刺时尽量选择肿块实质性部分,以获得更多的病理信息。双侧乳腺病灶或多发病灶应考虑活检病理肿瘤污染问题,应尽量遵循 1 个穿刺器械适用于 1 个病灶的原则。

5. 并发症防范 ①出血:出血是最常见的并发症。除患者凝血机制异常外,术中损伤较大血管、术后按压时间不足、包扎松脱或移位等是常见原因。经加压包扎多数可以好转。活动出血且压迫无缓解者应及时切开止血,并清除血肿。②皮肤、胸壁损伤:小乳腺、病灶位置表浅或靠近腺体基底的患者穿刺活检会增加皮肤或胸壁损伤的风险。超声全程监测,病灶与正常组织之间注射局麻药物或生理盐水以建立良好组织间隙可以减少损伤发生。③感染:穿刺活检术后较少出现伤口感染。术中应注意无菌操作。④气胸:气胸的发生率极低。穿刺活检应在影像学引导下谨慎进行。⑤针道肿瘤细胞残留:目前缺少高级别证据证实穿刺活检针道种植。推荐合理设计穿刺点,选择同轴套管针辅助穿刺,并推荐术中切除针道。

1. 穿刺针到达病变组织

2. 活检枪自动弹射针芯，露出凹槽装载所需样本

3. 自动射出具有切割功能的套管，将组织切段保留在凹槽内

4. 活检针退出

5. 拉回套管暴露取样槽，获取组织学检查样本

图 1　超声引导乳腺病灶空芯针活检操作示意图

附件3　超声引导下乳腺病灶 VABB 操作意见

参照中华医学会外科学分会乳腺外科学组《超声引导下真空辅助乳腺活检手术专家共识及操作指南》。

附件4　超声引导下区域淋巴结 FNAB 操作意见

1. 术前准备　核对患者信息，影像学资料完整，无手术禁忌证；签署手术知情同意书。

2. 体位选择　常采用平卧位或侧卧位。方便穿刺操作，充分暴露穿刺部位，影像学图像显示清晰。穿刺腋窝淋巴结时患侧手臂外展 90° 或上举。穿刺锁骨区淋巴结时，患者头部配合操作者需求适当调整角度。

3. 操作过程　常规消毒铺巾。无菌套罩住超声探头，确定最佳进针方向并引导穿刺过程。推荐选择 5~10ml 一次性注射器进行细胞学活检，也可根据实际情况选择适宜注射器。操作前应检测注射器针头与针筒连接紧密。选择进针路径注意避开病灶周围血管，进针方向尽量与超声探头声束处于同一平面，以确保全程监视针道；推荐选择持笔式握住注射器，确认针头进入淋巴结后抽吸并保持负压，针头应在淋巴结内移动抽吸，针头退出皮肤前缓慢释放负压，退出皮肤即缓慢完全释放负压。穿刺点需压迫止血 10~15 分钟。将注射器针头自针筒拧下，针筒吸取一定量空气后再次连接针头，推压针栓将针头内吸取的细胞均匀吹涂在载玻片并固定，观察标本是否满足细胞学诊断要求，送病理科检查。

4. 并发症防范　　FNAB 发生并发症的风险较小,穿刺后针道出血经局部加压即可控制。

附件 5　超声引导下区域淋巴结 CNB 操作意见

1. 术前准备　　同超声引导下区域淋巴结 FNAB 操作。
2. 体位选择　　同超声引导下区域淋巴结 FNAB 操作。
3. 操作过程　　常规消毒铺巾。无菌套罩住超声探头,确定最佳进针方向并引导穿刺过程,推荐选择 ≤ 16G 活检针。使用 1% 利多卡因局部麻醉,选择进针路径注意避开病灶周围血管,进针方向尽量与超声探头声束处于同一平面,以确保全程监视针道。超声引导下淋巴结应位于穿刺针射程内,确认定位无误后打开 CNB 保险,触发穿刺针完成操作。保存并采集穿刺针通过乳腺病灶的影像学图像,组织学标本以 10% 中性甲醛溶液固定后送检。
4. 并发症防范　　CNB 后偶有少量出血或血肿。穿刺时应全程超声引导监控,注意避开血管,术后给予加压包扎。

参考文献

［1］中华医学会外科学分会乳腺外科学组 . 超声引导乳腺病灶和区域淋巴结穿刺活检专家共识与临床操作意见 [J]. 中华外科杂志 , 2019, 57 (6): 404-407.
［2］YU Y, WEI W, LIU J. Diagnostic value of fine-needle aspiration biopsy for breast mass: a systematic

review and meta-analysis [J]. BMC Cancer, 2012, 12 (1): 41.

[3] VERKOOIJEN H M, PEETERS P H, BUSKENS E, et al. Diagnostic accuracy of large core needle biopsy for nonpalpable breast disease: a meta-analysis [J]. Br J Cancer, 2000, 82 (5): 1017-1021.

[4] Yu Y, LIANG C, YUAN X. Diagnostic value of vacuum-assisted breast biopsy for breast carcinoma: a meta-analysis and systematic review [J]. Breast Cancer Res Treat, 2010, 120 (2): 469-479.

[5] BALASUBRAMANIAN I, FLEMING C A, CORRIGAN M A, et al. Meta-analysis of the diagnostic accuracy of ultrasound-guided fine-needle aspiration and core needle biopsy in diagnosing axillary lymph node metastasis [J]. Br J Surg, 2018, 105 (10): 1244-1253.

[6] ASOGAN A B, HONG G S, ARNI PRABHAKARAN S K. Concordance between core needle biopsy and surgical specimen for oestrogen receptor, progesterone receptor and human epidermal growth factor receptor 2 status in breast cancer [J]. Singapore Med J, 2017, 58 (3): 145-149.

[7] MOTAMEDOLSHARIATI M, MEMAR B, ALIAKBAIAN M, et al. Accuracy of prognostic and predictive markers in core needle breast biopsies compared with excisional specimens [J]. Breast Care, 2014, 9 (2): 107-110.

[8] TOPPS A R, BARR S P, PIKOULAS P, et al. Pre-operative axillary ultrasound-guided needle sampling in breast cancer: comparing the sensitivity of fine needle aspiration cytology and core needle biopsy [J]. Ann Surg Oncol, 2018, 25 (1): 148-153.

[9] HUANG M L, HESS K, CANDELARIA R P, et al. Comparison of the accuracy of US-guided biopsy

of breast masses performed with 14-gauge, 16-gauge and 18-gauge automated cutting needle biopsy devices, and review of the literature [J]. Eur Radiol, 2017, 27 (7): 2928-2933.

[10] GIULIANI M, RINALDI P, RELLA R, et al. Effect of needle size in ultrasound-guided core needle breast biopsy: comparison of 14-, 16-, and 18-gauge needles [J]. Clin Breast Cancer, 2017, 17 (7): 536-543.

[11] GRUBER I, OBERLECHNER E, HECK K, et al. Percutaneous ultrasound-guided core needle biopsy: comparison of 16-gauge versus 14-gauge needle and the effect of coaxial guidance in 1065 breast biopsies-a prospective randomized clinical noninferiority trial [J]. Ultrachall Med, 2020, 41 (5): 534-543.

[12] FISHMAN J E, MILIKOWSKI C, RAMSINGHANI R, et al. US-guided core-needle biopsy of the breast: how many specimens are necessary？ [J]. Radiology, 2003, 226 (3): 779-782.

[13] KIRSHENBAUM K, KEPPKE A, HOU K, et al. Reassessing specimen number and diagnostic yield of ultrasound guided breast core biopsy [J]. Breast J, 2012, 18 (5): 464-469.

[14] YOUK J H, KIM E K, KIM M J, et al. Sonographically guided 14-gauge core needle biopsy of breast masses: A review of 2, 420 cases with long-term follow-up [J]. Am J Roentgenol, 2008, 190 (1): 202-207.

[15] CHANG J M, HAN W, MOON W K, et al. Papillary lesions initially diagnosed at ultrasound-guided vacuum-assisted breast biopsy: rate of malignancy based on subsequent surgical excision [J]. Ann Surg Oncol, 2011, 18 (9): 2506-2514.

［16］ YOUK J H, KIM H, Kim E K, et al. Phyllodes tumor diagnosed after ultrasound-guided vacuum-assisted excision: Should it be followed by surgical excision？[J]. Ultrasound Med Biol, 2015, 41 (3): 741-747.

［17］ OHASHI R, MATSUBARA M, WATARAI Y, et al. Diagnostic value of fine needle aspiration and core needle biopsy in special types of breast cancer [J]. Breast Cancer, 2016, 23 (4): 675-683.

［18］ ZHOU J, TANG J, WANG Z, et al. Accuracy of 16/18G core needle biopsy for ultrasound-visible breast lesions [J]. World J Surg Oncol, 2014, 12 (1): 1-7.

［19］ YOUK J H, KIM E K, KIM M J, et al. Sonographically guided 14-gauge core needle biopsy of breast masses: A review of 2, 420 cases with long-term follow-up [J]. Am J Roentgenol, 2008, 190 (1): 202-207.

［20］ LIEBENS F, CARLY B, CUSUMANO P, et al. Breast cancer seeding associated with core needle biopsies: a systematic review [J]. Maturitas, 2009, 62 (2): 113-123.

［21］ National Comprehensive Cancer Network. NCCN clinical practice guidelines in oncology：breast cancer, Version 1. 2021[EB/OL].(2021-01-15)[2021-01-25]. https://www. nccn. org/professionals/physician_gls/pdf/breast. pdf.

［22］ SENKUS E, KYRIAKIDES S, OHNO S, et al. Primary breast cancer: ESMO Clinical Practice Guidelines for diagnosis, treatment and follow-up [J]. Ann Oncol, 2015, 26 (Suppl 5): v8-30.

［23］ 中国抗癌协会乳腺癌专业委员会 . 中国抗癌协会乳腺癌诊治指南与规范 (2019 年版)[J]. 中国癌症杂志 , 2019, 29 (8): 609-679.

第十二章
超声引导下真空辅助乳腺活检临床实践指南

超声引导下真空辅助乳腺活检（vacuum-assisted breast biopsy，VABB）已经成为乳腺外科常用的操作技术。为了能够使该项技术规范开展，中华医学会外科学分会乳腺外科学组在《超声引导下真空辅助乳腺活检手术专家共识及操作指南（2017 版）》的基础上，参照 GRADE 系统对 VABB 的临床研究证据质量进行评价，并结合中国乳腺外科临床实践的可及性，制定《超声引导下真空辅助乳腺活检临床实践指南（2021 版）》，为国内乳腺外科医师临床工作提供参考。

一、推荐意见

1. 适应证

适应证	证据等级	推荐强度
超声诊断乳腺 BI-RADS ≥ 4 类病灶[1-2]	I 类	A 级

2. 治疗适应证

治疗适应证	证据等级	推荐强度
有手术指征的 BI-RADS 3 类病变[3-4]	I 类	A 级

3. 禁忌证

禁忌证	证据等级	推荐强度
3.1 出血倾向、凝血机制障碍等[2-3,5]	I 类	A 级
3.2 有严重的全身性疾病不能耐受手术[2-3,5]	I 类	A 级

4. 临床问题

治疗原则	证据等级	推荐强度
4.1 术后血肿治疗		
如果怀疑有活动性的出血或者血肿巨大,引起剧烈疼痛,需进行切开止血或清创[6]	Ⅰ类	A级
4.2 高危病灶处理原则		
4.2.1 确认病灶完全切除,组织病理证实为导管不典型增生者,应开放手术扩大切除[7]	Ⅱ类	A级
4.2.2 确认病灶完全切除,组织病理证实为良性叶状肿瘤者,可以定期随访[7]	Ⅱ类	A级
4.2.3 确认病灶完全切除,组织病理证实为交界性或恶性叶状肿瘤者,需要开放手术扩大切除[7]	Ⅱ类	A级
4.2.4 确认病灶完全切除,组织病理证实为经典小叶增生、平坦上皮不典型增生、放射状瘢痕、乳头状病变者,可定期随访[7]	Ⅱ类	A级

二、讨论

专家组认为，超声引导 VABB 技术具有安全、快速、有效、经济、无放射性的优点，并可以实时监测活检针位置[3,5,8]。

VABB 技术在 1995 年 4 月通过美国 FDA 认证，1999 年美国医学会发布，影像引导的真空辅助乳腺活检是替代外科活检的可靠诊断技术，1999 年中国国家食品药品监督管理局批准该项技术在国内用于临床。2004 年，美国 FDA 批准 VABB 用于"全部切除影像所发现的异常"，即可以用来切除良性的乳腺病变[8]。VABB 进入中国后，由于当时价格等因素，主要用于治疗目的，受到了乳腺外科医师和患者的广泛认可。伴随着技术的不断升级，VABB 的应用越来越广泛。VABB 技术在乳腺外科领域应用分为以诊断为目的和以治疗为目的两个方面。

文献报道，VABB 技术以诊断为目的实施病灶活检的组织病理诊断特异性优于 CNB。其中，VABB 和 CNB 对 DCIS 的低估率分别为 9% 和 38%，高风险病灶低估率分别为 11% 和 25%[9]。专家组推荐以诊断为目的的 VABB 技术适应证为超声诊断乳腺 BI-RADS ≥ 4 类病灶[1]，尤其适用于体积较小（最大径 <1cm）的病灶。对于邻近胸壁或者假体的病灶，活检时亦优先推荐 VABB[4,9]。对影像学评价与 CNB 结果不一致的病灶，可以再次使用 VABB 进行活检，以提高诊断正确率[1]。以诊断为目的 VABB，专家组建议同时放置标记夹，可以提高后续开放性手术切除病灶的准确性，降低保乳手术切缘的二次切除率，降低复发。对于新辅助治疗的病例，可以避免出现临床完全缓解后难以确认原病灶位置的情况，利于后续的手术[5,10]。

VABB 用于治疗的适应证为有手术指征的 BI-RADS 3 类病变。对于 ≤ 2cm 的 BI-RADS 3 类病变，VABB 完整切除率接近 100%，而对于 >2cm 的病变，病变残留的概率与肿物的大小呈正相关[1,4,7,11]。

针对男性乳房发育、副乳腺、乳腺脓肿和早期乳腺癌实施以治疗为目的的 VABB 手术，缺乏前瞻性随机对照试验（randomized controlled trial，RCT）研究证据，专家组决定暂不进行讨论。

血肿是 VABB 术后常见的并发症，体积较小的血肿无需处理，专家组认为，如果怀疑有活动性的出血或者血肿巨大，引起剧烈疼痛，需行切开止血或清创手术[6]。

高危乳腺病变（B3）由一组异质性病变组成（导管不典型增生、小叶增生、平坦上皮不典型增生、放射状瘢痕、乳头状病变、叶状肿瘤等），此类病变完整切除后病理为恶性的可能性最高可达 35%[7]。专家组认为，对于 VABB 后病理为导管不典型增生的病变，建议进行开放手术扩大切除；对于一些特殊病例经过多学科讨论后可以进行定期随访。病理为叶状肿瘤，影像确认病变完全切除的良性叶状肿瘤可以定期随访，对于交界性和恶性叶状肿瘤需要再次开放手术扩大切除，以便获得阴性的切缘。但是 NCCN 指南中对于叶状肿瘤，无论是良性、交界性还是恶性都要求阴性切缘 ≥ 1cm，所以对于叶状肿瘤的治疗方式选择还需要慎重。病理为经典小叶增生、平坦上皮不典型增生、放射状瘢痕、乳头状病变，影像上确认病变完全切除者，可以定期随访。当病理诊断与临床诊断高度不一致时，需要进行多学科会诊。

（执笔：李嗣杰　郝晓鹏　华　彬　王建东　范志民）

附件 1　投票情况

本指南投票委员会成员共 82 名,其中乳腺外科专业医师 66 人(80.5%),肿瘤内科专业医师 6 人(7.3%),医学影像科专业医师 4 人(4.9%),病理科专业医师 2 人(2.4%),放射治疗专业医师 2 人(2.4%),流行病学专业医师 2 人(2.4%)。

附件 2　超声引导下真空辅助乳腺活检操作意见

1. 术前准备及评估　①无手术禁忌证;②影像学资料完整;③术前超声定位并确定穿刺点;④签署知情同意书。

2. 体位选择　根据病灶部位以方便操作为前提,推荐选择平卧位或 45° 侧卧位。

3. 操作过程

(1)设备准备:准备旋切刀,并检测负压及传动效果。

(2)消毒:常规消毒。以无菌套罩住超声探头。

(3)麻醉:选择局部麻醉时,尽量使针体与探头长轴平行,在病灶周围浸润;或直接注射在乳腺与胸大肌之间的间隙。麻醉范围应超过旋切刀顶部拟进入的位置。

(4)置入旋切刀:在超声引导下,将旋切刀的收集槽置于肿物下方,特别注意置入过程中收集槽应处于关闭状态,避免对皮肤及周围组织产生副损伤。

（5）活检或切除：确认定位无误后，调整收集槽在取样或活检状态，选择操作手柄或脚踏控制板控制设备，对病灶进行旋切，直至在超声监控下完成既定操作。

（6）复检：切除操作结束时，超声复查确保病灶无残留。

（7）压迫止血：将残腔中的残留血抽吸干净，自乳腺表面压迫残腔 10~15 分钟，确认无活动性出血后，自乳腺表面压迫纱球，也可经切口放置引流条或伤口置缝线（延迟打结），术毕乳腺加压包扎，包扎时间应不少于 24 小时。

（8）送检：切除标本送病理学检查。

4. 注意事项

（1）切口选择：兼顾就近及美观原则，多发病灶应尽量减少切口。

（2）麻醉药物使用：注意局麻药物用量，利多卡因单次使用上限不超过 400mg[12]；局部浸润麻醉药物中可以按照 1∶200 000 或 1∶100 000 比例加入盐酸肾上腺素，以减少术中出血[13]，并可以帮助延长麻醉时间，有高血压、心脏疾病者应慎用。

（3）旋切刀型号：须根据肿物大小和手术目的选择合适型号旋切刀。

（4）进针深度和角度：穿刺过程中注意进针深度和角度，避免发生刺入胸腔等意外损伤。

（5）旋切程序：对较大病灶进行切除手术时，推荐在病灶基底部逐步作扇形、旋转、多方位切割，使切割平面从底部逐步上移，并且注意仔细分辨切除标本与正常腺体的区别。

（6）双侧乳腺病灶或多发性病灶：应考虑意外恶性肿瘤引起的污染问题。禁止使用同一个旋切刀切除双侧乳腺病灶。对于单侧乳房多个病灶如果使用同一旋切刀，可以按照 BI-RADS 分类由低到高逐个切除。

参考文献

［1］BENNETT I C, SABOO A. The evolving role of vacuum assisted biopsy of the breast: a progression from fine-needle aspiration biopsy [J]. World J Surg, 2019, 43 (4): 1054-1061.

［2］中国抗癌协会乳腺癌专业委员会．中国抗癌协会乳腺癌诊治指南与规范 (2019 年版)[J]. 中国癌症杂志 , 2019, 29 (8): 609-680.

［3］中华医学会外科学分会乳腺外科学组．超声引导下真空辅助乳腺活检手术专家共识及操作指南 (2017 版)[J]. 中国实用外科杂志 , 2017, 37 (12): 1374-1376.

［4］PARK H L, KIM K Y, PARK J S, et al. Clinicopathological analysis of ultrasound-guided vacuum-assisted breast biopsy for the diagnosis and treatment of breast disease [J]. Anticancer Res, 2018, 38 (4): 2455-2462.

［5］BICK U, TRIMBOLI R M, ATHANASIOU A, et al. Image-guided breast biopsy and localisation: recommendations for information to women and referring physicians by the European Society of Breast Imaging [J]. Insights Imaging, 2020, 11 (1): 12.

［6］FANG M, LIU G L, LUO G L, et al. Feasibility and safety of image-guided vacuum-assisted breast biopsy: a PRISMA-compliant systematic review and meta-analysis of 20000 population from 36 longitudinal studies [J]. Int Wound J, 2019, 16 (6): 1506-1512.

［7］ RAGETH C J, O'FLYNN E A M, PINKER K, et al. Second International Consensus Conference on lesions of uncertain malignant potential in the breast (B3 lesions)[J]. Springer US, 2019, 174 (2): 279-296.

［8］ 范志民, 王建东. 乳腺疾病微创诊断与治疗 [M]. 2 版. 北京：人民军医出版社, 2017.

［9］ DAHABREH I J, WIELAND L S, ADAM G P, et al. Core needle and open surgical biopsy for diagnosis of breast lesions: an update to the 2009 report [EB/OL]. (2014-09-10) [2021-08-13]. https://effective-healthcare. ahrq. gov/.

［10］ KUERER H M, RAUCH G M, KRISHNAMURTHY S, et al. A clinical feasibility trial for identification of exceptional responders in whom breast cancer surgery can be eliminated following neoadjuvant systemic therapy [J]. Ann Surg, 2018, 267 (5): 946-951.

［11］ BOZZINI A, CASSANO E, RACITI D, et al. Analysis of the efficacy and accuracy of two vacuum-assisted breast biopsy devices: Mammotome® and Elite® [J]. Clin Breast Cancer, 2018, 18 (6): 1277-1282.

［12］ 国家药典委员会. 中华人民共和国药典临床用药须知. 化学药和生物制品卷 [M]. 北京：中国医药科技出版社, 2011: 122.

［13］ 国家药典委员会. 中华人民共和国药典临床用药须知：2010 年版, 化学药和生物制品卷 [M]. 北京：中国医药科技出版社, 2011: 214.

第十三章
乳腺癌植入式静脉输液港临床实践指南

中心静脉作为一种安全的输液途径已经获得共识。植入式静脉输液港由于具有并发症少、局部感染少和导管移位率低且不需要换药等优点,在乳腺癌临床领域得到广泛应用。为规范静脉输液港的临床应用,中华医学会外科学分会乳腺外科学组组织专家在《中国乳腺癌患者植入式静脉输液港临床应用专家共识和技术操作指南》基础上通过文献调研与专家讨论,提出乳腺癌患者植入式静脉输液港临床实践指南的关键临床问题,参照 GRADE 系统对相关证据进行评价,并结合中国临床可及性,制定《乳腺癌植入式静脉输液港临床实践指南(2021 版)》,为中国乳腺癌及其他专业医师提供参考借鉴。

一、推荐意见

1. 适应证

适应证	证据等级	推荐强度
需要输入化疗药物、高渗透性或黏稠度较高的液体如静脉营养或输血和长期输液的乳腺癌患者[1-2]	Ⅰ类	A级

2. 通道选择

通道选择	证据等级	推荐强度
2.1　锁骨下静脉、颈内静脉、贵要静脉[3-4]	Ⅰ类	A级
2.2　股静脉[5]	Ⅱ类	A级

3. 输液港导管尖端位置

导管尖端位置	证据等级	推荐强度
3.1　上腔静脉下 1/3 部分[6-8]	Ⅰ类	A级
3.2　上腔静脉和右心房交界处[7,9]	Ⅰ类	A级

4. 导管尖端定位方法

导管尖端定位方法	证据等级	推荐强度
4.1　术中 X 线透视或术后胸片[10-11]	I 类	A 级
4.2　术中心电图(electrocardiogram,ECG)定位,如腔内 ECG(injection of vien,IV-ECG)[12-17]	I 类	A 级

5. 常见并发症预防和处理

并发症	预防与处理	证据等级	推荐强度
5.1　气胸、血胸、空气栓塞、误穿动脉等	推荐超声定位或术中使用超声引导下静脉穿刺[18-19]	I 类	A 级
5.2　导管相关性血流感染	严格无菌操作;血培养和药敏试验结果出来前,经验性使用抗生素,明确感染病原体后,根据药物敏感性选择用药;治疗无效取出静脉港[9,19]	II 类	A 级
5.3　导管相关性血栓	避免反复穿刺;导管尖端位置正确。一旦出现导管相关性血栓,首选抗凝治疗[19-20]	II 类	A 级

6. 输液港维护

	推荐内容	证据等级	推荐强度
6.1	由经过专业培训的医护人员进行植入式静脉输液港维护[21-22]	I 类	A 级
6.2	应使用植入式静脉输液港专用无损伤针进行穿刺,无损伤针每 7 天需进行更换[8]	I 类	A 级
6.3	穿刺后应评估导管回血及通畅情况[21]	I 类	A 级
6.4	穿刺后需使用无菌敷料覆盖穿刺点,无菌透明敷料应至少每 7 天更换一次,无菌纱布敷料应至少每 2 天更换一次[8,22]	I 类	A 级
6.5	用 10ml 及以上注射器,采用脉冲式手法进行冲管,正压手法进行封管[21]	II 类	A 级
6.6	用生理盐水或 100U/ml 肝素盐水进行冲封管[8,21]	I 类	A 级
6.7	治疗间歇期至少每 4 周进行一次维护[8]	I 类	A 级

二、讨论

植入式静脉输液港改变了长期输注细胞毒性药物或高渗、黏稠性药物患者的护理模式,提升了患者生活质量。由于缺乏足够的高级别证据支持,专家组认为,植入静脉输液港禁忌证可以参照深静脉置管执行。包括无法耐受手术、凝血机制障碍、对港体和导管所含成分过敏、拟置管深静脉有静脉炎和静脉血栓形成史，以及拟植入部位感染或有放疗史。

植入通道选择与医师习惯和血管条件有关。文献报道，长期使用颈内静脉植入输液港有效性和安全性优于锁骨下静脉[3-4]。在上腔静脉及相关静脉有压迫受阻或其他特殊情况可以选择股静脉[5]。颈内静脉置管到胸壁港体的距离较远，穿刺点导管经皮下隧道连接注射座易形成锐角导致输液不畅，将置港囊袋定位于穿刺点皮肤切口外侧可以减少其发生。隧道针穿刺时起点取置港皮肤切口最外侧点，并与穿刺点皮肤切口最外侧连接建立皮下隧道(图1)。

经上肢贵要静脉植入输液港(手臂港)是简单、安全的植入方式[24]。手臂港相比胸壁港可降低动脉误穿、气胸夹闭综合征等并发症的发生率。手臂港因置港部位隐蔽，不存在改变患者穿衣习惯、暴露植入港体部位等问题，患者感受相比胸壁港更佳。

植入式静脉输液港导管尖端位置应参照中心静脉导管置管位置。导管尖端会受患者体位变化和呼吸影响出现 2~3cm 的位移[25]，因此，静脉输液港导管尖端的理想位置并不固定。2000 年美国静脉输液护理学会推荐中心静脉导管尖端放置于上腔静脉下 1/3，邻近上腔静脉和右心房交界处[6]。欧洲肿瘤内科学会(European Society for Medical Oncology，ESMO)指南推荐中心静脉导管尖端理想位置为上腔静脉与右心房连接处[9]。多项非随机回顾性研究认为中心静脉导管尖端位置与发生有症状血栓、心脏穿孔等并发症有关[26-27]。中华人民共和国卫生行业标准《静脉治疗护理技术操作规范》(WS/T 433-2013)指出，输液港定义为"完全植入人体内的闭合输液装置，包括尖端位于上腔静脉的导管部分及埋植于皮下的注射座"[8]，推荐静脉输液港导管尖端放置于上腔静脉。2009 年欧洲临床营养和代谢学会

连通颈内静脉穿刺点最外侧建立隧道避免导管形成锐角及急转弯影响管道通畅

穿刺点皮肤切口

置港皮肤切口

沿皮下潜行

隧道针进针起点选囊袋最外侧

垫起肩部

图 1　经右侧颈内静脉植入输液港示意图

（European Society for Clinical Nutrition and Metabolism，ESPEN）关于肠外营养指南以循证医学 A 类证据推荐用于高渗透压输液（如肠外营养输液）的中心静脉导管尖端除了可选择置于上腔静脉下 1/3 部分、上腔静脉和右心房交界处，也可置于右心房上半部分[7]。由于早期曾出现导管尖端位于心脏导致心脏穿孔或心脏压塞的病例报道[28-29]，1989 年美国食品药品监督管理局（Food and Drug Administration，FDA）要求中心静脉导管（central venous catheter，CVC）尖端应避免放置或移位进入心脏，并应用影像学或其他方法确认导管尖端位置，目前也有研究导管尖端置于右心房相比上腔静脉能获得更高液体流量，而且导管尖端异位率低[23]，目前右心房上半部分是否能作为导管尖端理想位置，仍存在争议。

静脉输液港导管定位方式同其他中心静脉置管方法相同。成人中心静脉通路植入及管理指南[10]要求放置输液港需要有成像设备（透视、静脉造影或标准影像学检查），中心静脉导管使用之前要完善 X 线检查，确认导管尖端位置。RCT 研究显示，相比盲穿，术中 X 线透视能显著降低中心静脉导管尖端异位及需要调整导管尖端位置的比例[11]。虽然此研究是针对外周中心静脉置管，导管定位方法同样适用于静脉输液港植入术。专家组推荐中心静脉通路建立应采用术中透视或术后胸部 X 线片以明确导管尖端位置。前瞻对照研究表明应用 ECG 定位能显著降低中心静脉导管尖端异位风险，并且不延长操作时间，高效经济[12-13]。单中心回顾性观察研究认为腔内 ECG（IV-ECG）可以降低缺少经验的医师进行静脉输液港植入发生导管异位的概率。多项随机对照研究表明，IV-ECG 能显著提高中心静脉导管首次置管成功率，经术后胸部 X 线片验证，IV-ECG 组相比解剖标志更容易将导管尖端置于最佳位置[14-16]，显著降低导管置入心脏风险[13]。2015 年 ESMO 指南指出，IV-ECG 可以用于导管定位（证据级别 V）[8]。2020 年美国麻醉医师协会发布的《中心静脉通路操作指南》以 A2 类证据推荐 IV-

ECG用于导管尖端位置定位[17]。

静脉输液港植入术并发症包括术中和术后并发症,术后并发症以术后30天为界,30天以内为早期并发症,>30天为延期并发症。超声引导下颈内静脉穿刺相比于其他静脉的操作相对容易、并发症更少、手术更加安全[9]。穿刺过程中发生小量气胸,首选临床观察,定期复查胸部X线片,大量气胸可行胸腔闭式引流。出现血胸后应立即停止穿刺置管,监测生命体征,同时行胸腔穿刺引流。误穿动脉后局部压迫穿刺点直至出血停止。

静脉输液港植入前预防性应用抗生素以降低相关血流感染并发症缺少证据支持,专家组不推荐常规使用抗生素预防感染[9,19]。导管相关性血流感染发病机制主要原因是细菌在血管内导管的定植,穿刺部位皮肤菌群定植导管尖端是常见原因。典型表现为使用或维护静脉输液港后出现寒战、高热、白细胞升高等表现。怀疑导管相关性血流感染时,应暂停使用静脉输液港,同时抽取港体内和外周血做血培养和药敏试验,根据试验结果选用敏感抗生素全身治疗,使用"抗生素锁定疗法"(将抗生素注入并保留在港座及导管内)进行封管。经抗感染治疗无效后,应立即取出静脉输液港[9,19]。静脉输液港导管相关性血栓主要是指导管外壁与导管内通路中血凝块的形成。大多数导管相关性血栓无明显临床症状,常在使用或维护过程中发现输液速度降低,回抽导管内无回血。预防措施包括正确护理,注意无菌操作及避免术中反复穿刺导致的血管内膜损伤,注意导管尖端位置正确。一旦明确为导管相关性血栓,首选抗凝治疗,大多数指南建议初始治疗的抗凝药物首选低分子量肝素或利伐沙班[9,19-20],一般不推荐溶栓治疗。临床认为保守治疗无效必须拔除导管时,抗凝治疗应至拔除导管后至少3个月。预防性抗凝治疗对预防导管相关性血栓疗效及副作用不明确,专家组不推荐预防性抗凝。导管阻塞是由于导管扭曲夹闭管腔或血凝块及其他物质沉积管腔，导致输液不畅或回抽血困难，通过定期肝素冲洗管腔和正压封管技术可以降低导管的阻塞率。血栓性堵塞处理方法：根据临床观察和体会，可以考虑给予尿激酶(5 000U/ml，2~5ml)正压封管，30~120 分钟后抽出，重复上述步骤。纤维蛋白鞘是覆盖于植入导管表面的含有由纤维蛋白血栓进一步发展而成的血管化纤维结缔组织，通常包裹着导管外壁及导管端孔，可引起导管功能丧失。静脉造影是确诊纤维蛋白鞘形成的主要方法。溶解纤维蛋白鞘常用药物包括尿激酶、链激酶和阿替普酶等。导管断裂和移位是罕见但严重的晚期并发症之一，导管断裂发生率在 0.1%~2.1%，可能危险因素包括导管的长期使用和重复操作，制造缺陷及材料老化、降解。经锁骨下静脉穿刺途径时，夹闭综合征是发生断裂的主要原因。导管移位首发表现为导管功能障碍，移位的导管须采用介入技术处理，避免血栓栓塞。

静脉输液港的植入、维护和监测等工作应由具有输液治疗教育背景、接受过培训并考核合格的医护团队承担，可以降低导管相关血流感染的发生率。使用无损伤针可以保护注射座的穿刺硅胶隔膜，确保静脉输液港的使用寿命。目前，较少研究探讨静脉输液港无损伤针的更换频率及最长留置时间，相关证据不足，但我国的卫生行业标准规定持续输液时应每 7 天更换一次无损伤针，有助于皮肤愈合和预防局部感染。穿刺后必须通过抽吸回血评估导管的通畅情况，确保导管位置及其功能正常。如遇到阻力或抽不出回血的情况，排除导管夹闭、导管反折或敷料影响等外部原因后，可尝试让患者变换体位、抬高置港侧肢体等(也可尝试输注 0.9% 生理盐水进行观察，输液通畅可继续使用)；内部原因如导管断裂、导管异位和血栓形成等需要通过胸片、彩超等方式进行排查。

穿刺后无损伤针针翼及延长管需使用无菌敷料进行固定和保护，避免该部位受到污染。如穿刺点存在渗血、渗液等情况，可使用无菌纱布覆盖进行吸收。无菌透明敷料应至少每 7 天更换一次，无菌纱布敷料应至少每 2 天更换一次，若出现潮湿、松动、污染时应及时更换。建议至少使用 10ml 注射器来评估静脉通路装置的功能，因为较大直径的注射器产生的注射压力较低，有利于保护导管。脉冲式手法可以使管腔内产生涡流，增加冲洗效果；正压封管可以避免导管尖端的血液回流形成血栓。但是，需要更多的临床研究对脉冲式冲管手法的真实效果提供依据。随机对照研究证实不同浓度肝素盐水作为冲管及封管液的效果并不优于生理盐水，使用 100U/ml 肝素盐水和生理盐水对输液港进行封管，抽回血障碍（可以顺利推注但无法回抽血液）的发生率组间差异并无统计学意义（生理盐水组 3.7% vs. 肝素盐水组 3.92%）。关于治疗间歇期进行静脉输液港冲、封管维护的频率，现有研究未得出统一结论。来自一项队列研究的结果提示，4 周维护周期和 8 周维护周期相比，静脉输液港并发症发生率并无显著不同。2020 年的一项最新的系统评价显示，静脉输液港维护频率方面的证据数量较少且级别较低，难以得出令人信服的结论。JBI（Joanna Briggs Institute）的证据总结中推荐治疗间歇期可每 6~12 周进行 1 次静脉输液港维护。然而，我国卫生行业标准规定，静脉输液港在治疗间歇期应至少每 4 周维护一次。

已结束治疗但需长期保留者，可按上述正常维护程序，按时维护。对不需要保留者或不适宜继续保留的输液港可手术取出。静脉输液港取出后需查看装置是否完整，皮下隧道开口处行 8 字缝合，静脉穿刺处需要压迫 5 分钟。清除注射座周围的纤维包膜组织，严密止血，缝合皮下组织和皮肤，无菌敷料覆盖手术切口[19]。

（执笔：马 力 葛智成 辛 灵 王影新 张彦收 唐甜甜

高国璇 刘 倩 赵 璇 刘运江 屈 翔）

附件 1　投票情况

本指南投票委员会成员 83 名,其中乳腺外科专业医师 69 人(83.1%),肿瘤内科专业医师 4 人(4.8%),医学影像科专业医师 4 人(4.8%),病理科专业医师 2 人(2.4%),放射治疗专业医师 2 人(2.4%),流行病学专业医师 2 人(2.4%)。

参考文献

[1] ZHANG P, DU J, FAN C, et al. Utility of totally implantable venous access ports in patients with breast cancer [J]. Breast J, 2020, 26 (2): 333-334.

[2] TAXBRO K, HAMMARSKJÖLD F, THELIN B, et al. Clinical impact of peripherally inserted central catheters vs implanted port catheters in patients with cancer: an open-label, randomised, two-centre trial [J]. Br J Anaesth, 2019, 122 (6): 734-741.

[3] XU H, CHEN R, JIANG C, et al. Implanting totally implantable venous access ports in the upper arm is feasible and safe for patients with early breast cancer [J]. J Vasc Access, 2019, 21 (5): 609-614.

[4] 王啟瑶, 莫霖, 李霞, 等. 颈内静脉与锁骨下静脉植入静脉输液港的有效性和安全性的 Meta 分析 [J]. 解放军护理杂志, 2018, 35 (22): 34-39, 47.

[5] KATO K, IWASAKI Y, ONODERA K, et al. Totally implantable venous access port via the femoral vein in a femoral port position with CT-venography [J]. J Surg Oncol, 2016, 114 (8): 1024-1028.

［6］ INFUSION NURSES SOCIETY. Infusion nursing standards of practice [J]. J Infus Nurs, 2011, 34 (suppl 1): S1-S110.

［7］ PITTIRUTI M, HAMILTON H, BIFFI R, et al. ESPEN guidelines on parenteral nutrition: central venous catheters (access, care, diagnosis and therapy of complications)[J]. Clin Nutr, 2009, 28 (4): 365-377.

［8］ 中华人民共和国国家卫生健康委员会. 静脉治疗护理技术操作规范 (WS/T 433-2013)[EB/OL]. (2013-11-14)[2021-08-13]. http://www. nhc. gov. cn/ewebeditor/uploadfile/2014/12/20141212142815390. PDF.

［9］ SOUSA B, FURLANETTO J, HUTKA M, et al. Central venous access in oncology: ESMO Clinical Practice Guidelines [J]. Ann Oncol, 2015, 26 (suppl 5): 152-168.

［10］ BISHOP L, DOUGHERTY L, BODENHAM A, et al. Guidelines on the insertion and management of central venous access devices in adults [J]. Int J Lab Hematol, 2007, 29 (4): 261-278.

［11］ GLAUSER F, BREAULT S, RIGAMONTI F, et al. Tip malposition of peripherally inserted central catheters: a prospective randomized controlled trial to compare bedside insertion to fluoroscopically guided placement [J]. Eur Radiol, 2017, 27 (7): 2843-2849.

［12］ GEBHARD R E, SZMUK P, PIVALIZZA E G, et al. The accuracy of electrocardiogram-controlled central line placement [J]. Anesth Analg, 2007, 104 (1): 65-70.

［13］ MCGEE W T, ACKERMAN B L, ROUBEN L R, et al. Accurate placement of central venous catheters: a prospective, randomized, multicenter trial [J]. Crit Care Med, 1993, 21 (8): 1118-1123.

［14］ YIN Y X, GAO W, LI X Y, et al. Insertion of peripherally inserted central catheters with intracavitary electrocardiogram guidance: a randomized multicenter study in China [J]. J Vasc Access, 2019, 20 (5): 524-529.

［15］ LI A, JIAO J, ZHANG Y, et al. A randomized controlled study of bedside electrocardiograph-guided tip location technique & the traditional chest radiography tip location technique for peripherally inserted central venous catheter in cancer patients [J]. Indian J Med Res, 2018, 147 (5): 477-483.

［16］ YUAN L, LI R, MENG A, et al. Superior success rate of intracavitary electrocardiogram guidance for peripherally inserted central catheter placement in patients with cancer: a randomized open-label controlled multicenter study [J]. PLoS One, 2017, 12 (3): e0171630.

［17］ AMERICAN SOCIETY OF ANESTHESIOLOGISTS. Practice guidelines for central venous access 2020: an updated report by the American Society of Anesthesiologists Task Force on central venous access [J]. Anesthesiology, 2020, 132 (1): 8-43.

［18］ WU S, LING Q, CAO L H, et al. Real-time two-dimensional ultrasound guidance for central venous cannulation: a meta-analysis [J]. Anesthesiology, 2013, 118 (2): 361-375.

［19］ 刘运江, 屈翔, 葛智成, 等. 乳腺癌植入式静脉输液港应用专家共识及技术操作指南 (2017 版)[J]. 中国实用外科杂志, 2017, 37 (12): 1377-1382.

［20］ KOVACS M J, KAHN S R, RODGER M, et al. A pilot study of central venous catheter survival in cancer patients using low-molecular-weight heparin (dalteparin) and warfarin without catheter removal for the treatment of upper extremity deep vein thrombosis (The Catheter Study)[J]. J Thromb Haemost, 2010, 5 (8): 1650-1653.

[21] INFUSION NURSES SOCIETY. Infusion therapy standards of practice [G]. J Infus Nurs, 2016, 1S (39): S1-S160.

[22] O'GRADY N P, ALEXANDER M, BURNS L A, et al. Guidelines for the prevention of intravascular catheter-related infections [J]. Clin Infect Dis, 2011, 52 (9): e162-e193.

[23] PETERSEN J, DELANEY J H, BRAKSTAD M T, et al. Silicone venous access devices positioned with their tips high in the superior vena cava are more likely to malfunction [J]. Am J Surg, 1999, 178 (1): 38-41.

[24] SHIONO M, TAKAHASHI S, KAKUDO Y, et al. Upper arm central venous port implantation: a 6-year single institutional retrospective analysis and pictorial essay of procedures for insertion [J]. PLoS One, 2014, 9 (3): e91335.

[25] VESELY T M. Central venous catheter tip position: a continuing controversy [J]. J Vasc Interv Radiol, 2003, 14 (5): 527-534.

[26] CAERS J, FONTAINE C, VINH-HUNG V, et al. Catheter tip position as a risk factor for thrombosis associated with the use of subcutaneous infusion ports [J]. Support Care Cancer, 2005, 13 (5): 325-331.

[27] CADMAN A, LAWRANCE J A, FITZSIMMONS L, et al. To clot or not to clot？ That is the question

in central venous catheters [J]. Clin Radiol, 2004, 59 (4): 349-355.

[28] COLLIER P E, RYAN J J, DIAMOND D K. Cardiac tamponade from central venous catheters. Report of a case and review of the English literature [J]. Angiology, 1984, 35 (9): 595-600.

[29] CHABANIER A, DANY F, BRUTUS P, et al. Iatrogenic cardiac tamponade after central venous catheter [J]. Clin Cardiol, 1988, 11 (2): 91-99.

第十四章
可视化经皮穿刺乳腺组织定位标记夹临床实践指南

乳腺组织定位标记夹（breast tissue marker clip）是一种在超声、X 线及磁共振成像（magnetic resonance imaging，MRI）下可见的组织标记物，通常由纯金属或金属联合高分子材料制成，可在超声或 X 线引导下精准标记定位乳腺原发病灶及腋窝转移淋巴结[1-3]。为进一步规范经皮穿刺乳腺组织定位标记夹的临床应用，中华医学会外科学分会乳腺外科学组通过意见征集与专家讨论确定了乳腺组织定位标记夹临床实践的关键问题，参照 GRADE 系统对相关证据进行评价，结合中国国情下，制定《可视化经皮穿刺乳腺组织定位标记夹临床实践指南（2021 版）》，旨在为中国乳腺外科医师临床工作提供参考。

一、推荐意见

1. 组织标记夹置入定位适应证

适应证	证据等级	推荐强度
1.1　乳腺原发灶适应证		
1.1.1　不可触及乳腺可疑病灶,拟行开放手术活检[4-7]	Ⅱ类	A级
1.1.2　不可触及乳腺癌病灶,拟行保留乳房手术[8-11]	Ⅰ类	A级
1.1.3　乳腺癌拟实施新辅助治疗,且拟行保乳手术[12-14]	Ⅰ类	A级
1.2　腋窝淋巴结适应证		
腋淋巴结穿刺病理证实转移(pN_1),拟行新辅助治疗[15]	Ⅰ类	A级

2. 组织标记夹置入定位禁忌证

禁忌证	证据等级	推荐强度
2.1　合并全身性疾病、精神障碍或主观原因无法配合[15-17]	Ⅰ类	A级
2.2　合并严重出血性疾病或凝血功能障碍[15-17]	Ⅰ类	A级
2.3　邻近乳房假体或存在局部感染的病灶[15-17]	Ⅰ类	A级

3. 组织标记夹定位相关临床问题

临床问题	证据等级	推荐强度
3.1　组织标记夹放置数量		
3.1.1　乳腺靶病灶中心放置 1 枚[10,12]	Ⅱ 类	A 级
3.1.2　转移腋窝淋巴结中心放置 1 枚[15-18]	Ⅰ 类	A 级
3.2　组织标记夹置入影像学引导方法		
3.2.1　超声引导放置[10,19-21]	Ⅰ 类	A 级
3.2.2　X 线引导放置[19,22]	Ⅰ 类	A 级
3.3　术前组织标记夹定位方法		
3.3.1　导丝[18,23]	Ⅰ 类	A 级
3.3.2　注射染料[22,24]	Ⅰ 类	A 级
3.3.3　放射性核素示踪剂[16,19,25]	Ⅰ 类	A 级
3.4　术中组织标记夹确认		
术中 X 线片[7,26,27]	Ⅰ 类	A 级
3.5　新辅助治疗组织标记夹放置时机		
3.5.1　新辅助治疗前,乳腺癌原发灶病理学确诊后[12-14]	Ⅰ 类	A 级
3.5.2　新辅助治疗前,腋窝转移淋巴结病理学确诊后[15-18]	Ⅰ 类	A 级

随着乳腺疾病筛查工作的广泛开展及影像技术的不断进步,不可触及乳腺可疑病灶在临床上逐渐多见,其中 20%~50% 为恶性病变[28]。在不可触及乳腺可疑病灶中置入组织标记夹,有助于乳腺外科医师后续进行随访及开放手术活检[4-7]。专家组推荐将拟行开放手术活检的不可触及乳腺可疑病灶作为组织标记夹置入适应证。

对于不可触及乳腺癌病灶的精准定位是保乳手术的前提,利用组织标记夹对不可触及乳腺癌病灶定位可提高切缘阴性率至 90%[10],有效降低二次切除率,在保证保乳安全性的基础上减少了切除的范围[8-9,11]。专家组推荐将拟行保留乳房手术的不可触及乳腺癌病灶作为组织标记夹置入适应证。

在新辅助治疗方面,乳腺癌新辅助治疗后影像学评价完全缓解率可达 20%~57%[26],新辅助治疗后瘤床定位问题受到广泛关注,回顾性研究显示在新辅助治疗前乳腺原发灶放置组织标记夹有助于术中识别瘤床,提高新辅助治疗后手术切缘阴性率和保乳率,5 年随访结果显示,组织标记夹组局部复发率低于对照组[12-14]。因此,专家组推荐对乳腺癌拟实施新辅助治疗且拟行保乳手术患者行乳腺癌原发灶组织标记夹置入。

精准切除腋窝转移淋巴结是重要的外科问题,功能性腋窝淋巴结切除日益受到关注,NCCN 乳腺癌临床实践指南指出,通过新辅助治疗达到肿瘤降期并避免腋淋巴结清扫是乳腺癌新辅助治疗的目的之一[29]。ACOSOG Z1071、MARI、ILINA 等研究结果显示,靶向腋窝淋巴结切除(targeted axillary dissection,TAD)技术具有可行性,研究提示同时切除腋窝前哨淋巴结和标记淋巴结可以准确反映腋窝淋巴结状况（假阴性率为 2%~7%），并降低术后上肢淋巴水肿、疼痛发生率[15-18,30]。专家组建议穿刺病理证实腋淋巴结转移（pN$_1$）且拟行新辅助治疗的患者可考虑在新辅助治疗前选择组织标记夹标记腋窝转移淋巴结，为后续实现靶向腋窝淋巴结切除手术提供机会。

组织标记夹置入定位的禁忌证应依据外科手术及超声引导乳腺病灶和区域淋巴结穿刺活检术前评估原则制订，并参考已发表的组织标记夹 III 期临床试验患者排除标准[15-17]。专家组推荐如下情况作为组织标记夹置入禁忌证：①包括合并严重全身性疾病、精神障碍或主观原因无法配合；②合并严重出血性疾病或凝血功能障碍；③邻近乳房假体或存在局部感染的病灶。

文献报道，超声引导下放置组织标记夹较 X 线引导下放置具有更高的准确性[5,19,22,31]。专家组优先推荐超声引导下放置组织标记夹，X 线引导下放置作为可选方式。由于国内无相应上市产品，专家组暂不推荐 MRI 下放置组织标记夹。关于组织标记夹放置数量应兼顾定位准确性和费用问题[16,18]，专家组建议乳腺原发灶和转移腋窝淋巴结中心各放置 1 枚[10,12,32]。

由于组织标记夹体积较小，文献报道 5%~20% 的组织标记夹术中发生无法定位并出现丢失问题[15]，因此，术前在组织标记夹附近置入导丝[18]、注射染料[24]或同位素示踪剂[25]可提高术中组织标记夹检出率。考虑中国临床可操作性和设备可及性，专家组建议使用导丝或染料进行术前辅助组织标记夹定位。术中离体标本需肉眼切开可见或 X 线片[27]确认移除全部组织标记夹，专家组推荐使用专用 X 线摄影设备对离体标本进行术中确认。针对接受新辅助治疗患者组织标记夹放置时机有待于进一步探索。回顾性研究证据[12-14]证实新辅助治疗 2 周期评估有效的患者在原发灶放置组织标记夹具有卫生经济学优势[21,33]。已发表的 III 期前瞻性临床研究建议拟行新辅助治疗的乳腺癌患者，应在穿刺病理证实腋淋巴结转移时即置入组织标记夹[15-18]。专家组目前推荐在新辅助治疗前对乳腺癌原发灶和病理学证实的腋窝转移淋巴结放置组织标记夹。

（执笔：陈武臻　姜晶鑫　孙姗姗　于秀艳　黄　建）

附件 1　投票情况

本指南投票委员会成员共 78 名,其中乳腺外科专业医师 66 人(84.6%),肿瘤内科专业医师 4 人(5.13%),医学影像科专业医师 3 人(3.85%),病理科专业医师 2 人(2.56%),放射治疗专业医师 1 人(1.28%),流行病学专业医师 2 人(2.56%)。

附件 2　可视化经皮穿刺乳腺定位标记夹置入技术操作意见

一、置入前准备

1. 术前准备及评估　①核对患者信息;②影像学资料完整;③无手术禁忌证;④签署知情同意书。
2. 体位选择　以方便操作为原则,推荐平卧位,需置入组织标记夹侧朝向操作医师。
3. 人员资质　实施组织标记夹置入的外科医师或超声、放射科医师应接受培训。
4. 置入前产品检查　组织标记夹产品无菌包装及其内容物完整无破损,产品有效期、各机械装置正常。

二、影像学引导组织标记夹置入

1. 置入流程(图 1)

(1)常规消毒铺巾,局部浸润麻醉;

(2)利用乳腺超声、X 线等影像学检查技术定位乳房或腋窝靶病灶;

(3)参照引导针上的刻度标记(以 1cm 为刻度),影像学技术直视下引导穿刺针至靶病灶,通常将引导针尖端置于目标病灶中心,并严格避开血管;

(4)按住引导针上激发按钮,置入组织标记夹;

(5)缓慢移除装置并恰当存放医疗废物。

置入操作结束时,利用乳腺超声、X 线或 MRI 等影像学检查,明确组织标记夹在靶病灶内,并作相应记录(尤其是存在多病灶时)。

2. 置入后记录 应在病历中记录组织标记夹品牌、型号、置入位置(如侧别、以乳头为中心的时点及离乳头距离)、穿刺时情况、时间和人员等,如置入多枚组织标记夹,需分别记录。

乳腺Breast　　　　**腋窝Axilla**

乳腺穿刺

淋巴结穿刺

乳腺穿刺病理证实后

淋巴结穿刺病理证实后

朝向靶病灶方向穿刺

朝向靶病灶穿刺
注意避开血管

图 1　可视化经皮穿刺乳腺定位标记夹置入流程

参考文献

[1] THOMASSIN-NAGGARA I, LALONDE L, DAVID J, et al. A plea for the biopsy marker: how, why and why not clipping after breast biopsy？ [J]. Breast Cancer Res Tr, 2012, 132 (3): 881-893.

[2] SHAH A D, MEHTA A K, TALATI N, et al. Breast tissue markers: Why？ What's out there？ How do I choose？ [J]. Clin Imaging, 2019, 55: 196-212.

[3] MEISSNITZER M, DERSHAW D D, LEE C H, et al. Targeted ultrasound of the breast in women with abnormal MRI findings for whom biopsy has been recommended [J]. Am J Roentgenol, 2009, 193 (4): 1025-1029.

[4] BURBANK F, FORCIER N. Tissue marking clip for stereotactic breast biopsy: initial placement accuracy, long-term stability, and usefulness as a guide for wire localization [J]. Radiology, 1997, 205 (2): 407-415.

[5] PHILLIPS S W, GABRIEL H, COMSTOCK C E, et al. Sonographically guided metallic clip placement after core needle biopsy of the breast [J]. AJR Am J Roentgenol, 2000, 175 (5): 1353-1355.

[6] MARGOLIN F R, KAUFMAN L, DENNY S R, et al. Metallic marker placement after stereotactic core biopsy of breast calcifications: comparison of two clips and deployment techniques [J]. AJR Am J Roentgenol, 2003, 181 (6): 1685-1690.

[7] RIEDL C C, JAROMI S, FLOERY D, et al. Potential of dose reduction after marker placement with full-field digital mammography [J]. Invest Radiol, 2005, 40 (6): 343-348.

[8] SCHULZ-WENDTLAND R, HEYWANG-KÖBRUNNER S H, AICHINGER U, et al. Do tissue marker clips after sonographically or stereotactically guided breast biopsy improve follow-up of small breast lesions and localisation of breast cancer after chemotherapy？ [J]. Rofo, 2002, 174 (5): 620-624.

[9] RAHUSEN F D, BREMERS A J, FABRY H F, et al. Ultrasound-guided lumpectomy of nonpalpable breast cancer versus wire-guided resection: a randomized clinical trial [J]. Ann Surg Oncol, 2002, 9 (10): 994-998.

[10] NURKO J, MANCINO A T, WHITACRE E, et al. Surgical benefits conveyed by biopsy site marking system using ultrasound localization [J]. Am J Surg, 2005, 190 (4): 618-622.

[11] CORSI F, SORRENTINO L, SARTANI A, et al. Localization of nonpalpable breast lesions with sonographically visible clip: optimizing tailored resection and clear margins [J]. Am J Surg, 2015, 209 (6): 950-958.

[12] KONEN J, MURPHY S, BERKMAN A, et al. Intraoperative ultrasound guidance with an ultrasound-visible clip: a practical and cost-effective option for breast cancer localization [J]. J Ultrasound Med, 2020, 39 (5): 911-917.

[13] RULAND A M, HAGEMANN F, REINISCH M, et al. Using a new marker clip system in breast cancer: Tumark Vision® Clip-feasibility testing in everyday clinical practice [J]. Breast Care (Basel), 2018, 13 (2): 116-120.

[14] OH J L, NGUYEN G, WHITMAN G J, et al. Placement of radiopaque clips for tumor localization

in patients undergoing neoadjuvant chemotherapy and breast conservation therapy [J]. Cancer, 2007, 110 (11): 2420-2427.

[15] BOUGHEY J C, BALLMAN K V, LE-PETROSS H T, et al. Identification and resection of the clipped node decreases the false negative rate of sentinel lymph node surgery in patients presenting with node positive breast cancer (T0-T4, N1-2) who receive neoadjuvant chemotherapy-results from ACOSOG Z1071 (Alliance)[J]. Ann Surg, 2016, 263 (4): 802.

[16] DONKER M, STRAVER M E, WESSELING J, et al. Marking axillary lymph nodes with radioactive iodine seeds for axillary staging after neoadjuvant systemic treatment in breast cancer patients: the MARI procedure [J]. Ann Surg, 2015, 261 (2): 378-382.

[17] CAUDLE A S, YANG W T, KRISHNAMURTHY S, et al. Improved axillary evaluation following neoadjuvant therapy for patients with node-positive breast cancer using selective evaluation of clipped nodes: implementation of targeted axillary dissection [J]. J Clin Oncol, 2016, 34 (10): 1072.

[18] SISO C, DE TORRES J, ESGUEVA-COLMENAREJO A, et al. Intraoperative ultrasound-guided excision of axillary clip in patients with node-positive breast cancer treated with neoadjuvant therapy (ILINA Trial): a new tool to guide the excision of the clipped node after neoadjuvant treatment [J]. Ann Surg Oncol, 2018, 25 (3): 784-791.

[19] CORSI F, BOSSI D, SARTANI A, et al. Radio-guided and clip-guided preoperative localization for malignant microcalcifications offer similar performances in breast-conserving surgery [J]. Breast J,

2019, 25 (5): 865-873.

[20] GENTILE L F, HIMMLER A, SHAW C M, et al. Ultrasound-guided segmental mastectomy and excisional biopsy using hydrogel-encapsulated clip localization as an alternative to wire localization [J]. Ann Surg Oncol, 2016, 23 (10): 3284-3289.

[21] CARMON M, OLSHA O, GEKHTMAN D, et al. Detectability of hygroscopic clips used in breast cancer surgery [J]. J Ultrasound Med, 2017, 36 (2): 401-408.

[22] SAKAMOTO N, OGAWA Y, TSUNODA Y, et al. Evaluation of the sonographic visibility and sonographic appearance of the breast biopsy marker (UltraClip®) placed in phantoms and patients [J]. Breast Cancer, 2017, 24 (4): 585-592.

[23] BALASUBRAMANIAN R, MORGAN C, SHAARI E, et al. Wire guided localisation for targeted axillary node dissection is accurate in axillary staging in node positive breast cancer following neoadjuvant chemotherapy [J]. Eur J Surg Oncol, 2020, 46 (6): 1028-1033.

[24] KIM W H, KIM H J, KIM S H, et al. Ultrasound-guided dual-localization for axillary nodes before and after neoadjuvant chemotherapy with clip and activated charcoal in breast cancer patients: a feasibility study [J]. BMC Cancer, 2019, 19 (1): 859.

[25] HELLINGMAN D, DONSWIJK M L, WINTER-WARNARS G O, et al. Feasibility of radioguided occult lesion localization of clip-marked lymph nodes for tailored axillary treatment in breast cancer patients treated with neoadjuvant systemic therapy [J]. EJNMMI Res, 2019, 9 (1): 94.

[26] DASH N, CHAFIN S H, JOHNSON R R, et al. Usefulness of tissue marker clips in patients undergoing neoadjuvant chemotherapy for breast cancer [J]. AJR Am J Roentgenol, 1999, 173 (4): 911-917.

[27] CHANG S, BROOKE M, CURETON E, et al. Rapid implementation of intraoperative ultrasonography to reduce wire localization in the permanente medical group [J]. Perm J, 2019, 23: 18-73.

[28] GRAY R J, POCKAJ B A, GARVEY E, et al. Intraoperative margin management in breast-conserving surgery: a systematic review of the literature [J]. Ann Surg Oncol, 2018, 25 (1): 18-27.

[29] WILLIAM J G, BENJAMIN O A, JAME A, et al. Breast Cancer, Version 3. 2020, NCCN Clinical Practice Guidelines in Oncology [J]. J Natl Compr Canc Netw, 2020, 18 (4): 452-478.

[30] PLECHA D, BAI S, PATTERSON H, et al. Improving the accuracy of axillary lymph node surgery in breast cancer with ultrasound-guided wire localization of biopsy proven metastatic lymph nodes [J]. Ann Surg Oncol, 2015, 22 (13): 4241-4246.

[31] SONG S E, CHO N, HAN W. Post-clip placement MRI following second-look US-guided core biopsy for suspicious lesions identified on breast MRI [J]. Eur Radiol, 2017, 27 (12): 5196-5203.

[32] SCHULZ-WENDTLAND R, DANKERL P, BANI M R, et al. Evaluation of a marker clip system in sonographically guided core needle biopsy for breast cancer localization before and after neoadjuvant chemotherapy [J]. Geburtshilfe Frauenheilkd, 2017, 77 (2): 169-175.

[33] 白熠洲, 于俊平, 郭丽婧, 等. 乳腺癌新辅助治疗患者乳腺内病灶定位标记夹放置和取出的影响因素 [J]. 解放军预防医学杂志, 2019, 37 (11): 10-11.

第十五章
早期乳腺癌前哨淋巴结活检手术临床实践指南

腋窝淋巴结评价是乳腺癌临床病理学分期的重要指标之一。研究证实,前哨淋巴结活检术(sentinel lymph node biopsy,SLNB)与传统腋淋巴结清扫术(axillary lymph node dissection,ALND)相比具有并发症少和创伤小的优势[1]。SLNB常用示踪方法包括染料法、核素法、染料联合核素法及荧光示踪法。为规范开展乳腺癌SLNB技术,中华医学会外科学分会乳腺外科学组在《早期乳腺癌染料法前哨淋巴结活检专家共识及技术操作指南(2018版)》的基础上,参照GRADE系统重新对乳腺癌SLNB的临床研究证据质量进行评价,并结合中国乳腺外科临床实践的可及性,制定《早期乳腺癌前哨淋巴结活检手术临床实践指南(2021版)》,为国内乳腺外科医师临床工作提供参考。

一、推荐意见

1. SLNB 适应证

SLNB 适应证	证据等级	推荐强度
1.1　早期浸润性乳腺癌,临床检查腋窝淋巴结阴性[2-4]	I 类	A 级
1.2　导管原位癌,临床不能除外伴有浸润癌[5-7]	I 类	A 级
1.3　新辅助治疗前 cN_0,新辅助治疗后 cN_0[5-6,8-12]	I 类	A 级
1.4　新辅助治疗前 cN_1,新辅助治疗后 cN_0[5-6,8-12]	I 类	A 级

2. SLNB 禁忌证

SLNB 禁忌证	证据等级	推荐强度
2.1　炎性乳癌[5-6,13]	I 类	A 级
2.2　浸润性乳腺癌,经穿刺活检确诊腋窝淋巴结转移,未经新辅助治疗直接手术者[5-6,14]	I 类	A 级
2.3　示踪剂过敏[5-6,14]	I 类	A 级

3. SLNB 示踪方法

SLNB 示踪方法		证据等级	推荐强度
3.1	核素法联合染料法[15-17]	I 类	B 级
3.2	核素法[18-19]	I 类	B 级
3.3	染料法[20]	I 类	A 级
3.4	荧光示踪法[21-22]	I 类	A 级

4. 临床问题

临床问题			证据等级	推荐强度
4.1	示踪方法	示踪剂选择		
4.1.1	染料法	亚甲蓝[14,20]	I 类	A 级
		纳米炭[23-24]	I 类	A 级
		专利蓝[16,20,25]	I 类	B 级
		异硫蓝[15,20]	I 类	B 级
4.1.2	核素法	^{99}mTc 标记的硫胶体[16,26-28]	I 类	B 级
4.1.3	荧光法	吲哚菁绿[22,27,29]	I 类	A 级

临床问题		证据等级	推荐强度
4.2 示踪剂注射部位:患侧乳晕周围皮内或皮下 [a] [30-31]		I 类	A 级
4.3 新辅助治疗患者 SLNB			
腋窝淋巴结状态	SLNB 选择		
4.3.1 初始 cN_0 患者	新辅助前 SLNB[b] [3,5-6,9,32-35]	I 类	A 级
	新辅助后 SLNB [3,5-6,9,32-35]	I 类	A 级
4.3.2 初始 cN_1,新辅助治疗后转变为 cN_0 的患者	新辅助后 SLNB [5-6,9,11-12,32,36-37]	I 类	A 级
	直接进行 ALND [5-6,9,11-12,32,36-37]	I 类	A 级
4.3.3 初始 $>cN_1$,新辅助治疗后转变为 cN_0 的患者	不进行 SLNB,直接进行 ALND [5-6,32]	I 类	A 级
4.3.4 初始 cN_+,新辅助治疗后仍为 cN_+ 的患者	不进行 SLNB,直接进行 ALND [5-6,32]	I 类	A 级

注:[a] 肿瘤实质内、肿瘤周围也可考虑作为示踪剂注射部位;注射部位需根据示踪剂使用说明。

[b] cN_0 患者新辅助治疗前 SLNB 可获得准确的腋淋巴结分期信息;N 分期影响患者综合治疗决策时,应在新辅助治疗前 SLNB。

5. 病理诊断

病理诊断	证据等级	推荐强度
5.1 术中评价 采用快速冰冻病理切片检查[32,38-42]	I 类	A 级
5.2 术后评价 采用石蜡连续切片及免疫组织化学检查[32,43-45]	I 类	A 级

6. 不同 SLN 状态后续治疗

不同 SLN 状态后续治疗		证据等级	推荐强度
6.1 早期乳腺癌初始手术 SLNB			
6.1.1 SLN 阴性	不进行后续 ALND[3,5-6,34-35]	I 类	A 级
6.1.2 SLN 1~2 枚阳性[a]	T_1~T_2,保乳手术,计划全乳放疗时,可以豁免 ALND[5-6,46-47]	I 类	A 级
	全乳切除,计划腋窝放疗时,可以豁免 ALND[48-49]	II 类	B 级
6.1.3 SLN ≥ 3 枚阳性	ALND[5,50-51]	I 类	A 级

不同 SLN 状态后续治疗		证据等级	推荐强度
6.2 新辅助治疗后 SLNB			
6.2.1 SLN 阴性[b]	不进行后续 ALND[5,9,11,26,52]	I 类	A 级
6.2.2 SLN 阳性[c]	ALND[5,9,11,26,52]	I 类	A 级

注:SLN. 前哨淋巴结;ALND. 腋窝淋巴结清扫。

[a] SLN 阳性且没有放疗计划或无法接受放疗时,不论手术方式,均应进行 ALND。直接进行 ALND 也是合理的选择。

[b] 中国 SLNB 临床实践中缺乏标准双示踪技术,因此,新辅助治疗前 cN_1 患者新辅助治疗后 SLN 阴性时,仍可以选择进行 ALND。

[c] 新辅助治疗后 SLN 内检出任何程度肿瘤细胞残留均应判定 SLN 阳性。

二、讨论

前哨淋巴结(Sentinel lymph node,SLN)的概念起源于阴茎癌的临床研究,定义为最先接受肿瘤区域淋巴引流和发生肿瘤转移的一个或一组淋巴结。20 世纪 90 年代初,Krag 等[28]应用放射性核素示踪法、Giuliano 等[53]应用异硫蓝染料示踪法进行乳腺癌 SLNB 获得成功。Milan 185 研究[4]、

ALMANAC 研究[3]、NSABP B32 研究[34]奠定了前哨淋巴结活检（sentinel lymph node biopsy,SLNB）在乳腺癌腋窝淋巴结分期手术中的地位,使 70% 左右的乳腺癌患者免于腋窝淋巴结清扫（axillary lymph node dissection,ALND）。国内 CBCSG-001 研究[54]得到了相同的结论。SLNB 与 ALND 相比具有并发症少和创伤小的优势[1],已经成为乳腺癌腋窝淋巴结外科分期首选的手术方式[5]。

NCCN 指南及 CSCO 指南推荐早期浸润性乳腺癌腋淋巴结状态的临床评价方法包括临床体检、超声检查。体检未触及淋巴结即可认为 cN_0。超声检查可以观察腋淋巴结形状、测量淋巴结大小及皮质的厚度、明确血流情况。阴性淋巴结的超声图像特点包括淋巴结的形态规则、淋巴结门的结构存在、淋巴结皮质厚度一致且回声均匀、最大皮质厚度 <3mm、淋巴门型血流[55]。专家组推荐采用超声检查作为乳腺癌腋淋巴结评价的首选影像学方法。

早期浸润性乳腺癌 cN_0 应优选 SLNB;空芯针穿刺活检诊断的乳腺导管原位癌患者,应当考虑到穿刺活检有低估肿瘤类型、漏检浸润癌的可能,因此,临床不能除外伴有浸润癌时仍应该进行 SLNB。

核素联合染料双示踪法得到广泛认同[56],专家组推荐有条件的医院开展双示踪法 SLNB。同时,应注意术者必须具有放射性核素使用资质。由于专利蓝、异硫蓝尚未在我国获得临床批准,且核素的临床应用受到严格的管理,在国内尚无法广泛开展,因此中国多选择亚甲蓝、纳米炭、吲哚菁绿作为 SLNB 示踪剂。其中,亚甲蓝[57]和纳米炭[58]示踪 SLNB 检出率和假阴性率得到临床证实。专家组推荐亚甲蓝[59]及纳米炭用于早期乳腺癌 SLNB,技术操作要点见附录。吲哚菁绿联合亚甲蓝也是 SLNB 合理的示踪方法[21,27],专家组推荐条件许可情况下应用荧光联合染料法示踪以提高检出率[60-61]。

第 8 版 AJCC 乳腺癌分期对 SLN 检出数目及状态判定有明确规定[62]。其中,乳腺癌 SLNB 检出淋巴结数目小于 6 枚时才能被定义为前哨淋巴结并使用 "sn" 的脚注进行标注。SLN 状态定义见附录。

文献报告 SLNB 临床假阴性率多 <10%[3-4,34]。外科医师应当接受培训以减少手术操作相关的 SLNB 临床假阴性率[63]。在中国临床实践中,采用术中冰冻病理检查是 SLNB 术中主要的病理评价方法。文献报道病理假阴性率也在 10% 左右[64],专家组认为现阶段术中采用冰冻病理评价 SLN 状态适合中国国情。术后 SLN 病理检查应采用石蜡连续切片及免疫组织化学检查,专家组建议参照美国病理协会标准严格实施标本取材、规范病理报告流程[43],以降低 SLNB 病理假阴性率。不推荐术中常规使用免疫组织化学染色进行 SLN 状态判定。

研究显示,T_1~T_2 乳腺癌接受保乳手术且 1~2 枚 SLN 阳性患者,在术后辅助全乳放疗的条件下可豁免 ALND,且 DFS 和 OS 不受影响[47,65],专家组同意对此类患者免于 ALND。对于 SLN 1~2 枚阳性且接受乳房全切患者是否可以通过辅助放疗而豁免 ALND 缺乏研究证据,专家组认为应慎重选择豁免 ALND。对于 SLN 阳性且不能接受术后放疗的患者,无论手术方式如何均应接受 ALND。专家组认为,结合中国 SLNB 临床实践特点,新辅助化疗后 SLN 检出任何程度肿瘤细胞残留均应判定阳性[66],推荐实施 ALND。

研究证实,新辅助治疗前 cN_0 患者在新辅助治疗后行 SLNB 是安全的[67]。专家组同意初始 cN_0 患者可以根据具体情况选择在新辅助治疗前、后进行 SLNB。其中,SLN 状态对患者整体治疗决策有重要意义时,优先选择新辅助治疗前进行 SLNB[5]。

研究证实,新辅助治疗后 SLNB 检出率和假阴性率符合临床安全性的要求[10-12]。文献报道,初始

cN$_1$ 患者新辅助治疗后 SLNB 使用双示踪技术、检出 ≥ 2 枚阴性 SLN 时可以免于 ALND[68-69]。由于中国多数医疗机构尚不能选择异硫蓝联合核素双示踪技术进行 SLNB,因此,专家组认为中国临床医师应持谨慎的态度。

随着新的循证医学证据不断出现,SLNB 的相关理念也在不断更新,并影响具体的临床实践,使患者在保证肿瘤治疗安全性的前提下,减少手术并发症的发生,改善生活质量。

(执笔:叶京明　郭宝良　刘倩　马菲　刘泓金　邬茜　辛灵
程元甲　张虹　张爽　段学宁　张建国　刘荫华)

附件 1　投票情况

本指南投票委员会成员共 85 名,其中乳腺外科专业医师 71 人(83.5%),肿瘤内科专业医师 4 人(4.7%),医学影像科专业医师 4 人(4.7%),病理科专业医师 1 人(1.2%),妇产科专业医师 1 人(1.2%),放射治疗专业医师 1 人(1.2%),流行病学专业医师 3 人(3.5%)。

附件 2　早期乳腺癌亚甲蓝染料法前哨淋巴结活检技术操作意见

人类毛细血管内皮细胞排列相对紧密,内皮细胞间隙仅为 30~50nm,而毛细淋巴管内皮细胞排列间隙较大,为 100~500nm。因此,SLNB 染料示踪剂直径过小不仅会同时进入毛细血管和血液循环,还容易在淋巴管和淋巴结扩散，造成下一级淋巴结染色而影响 SLNB 准确性。而选择直径 50~200nm 的染料作为示踪剂具有特异性在淋巴系统聚集、不易进入毛细血管的优点。同时，较大直径的染料在 SLN 中停留时间更长，容易满足完成手术操作的时间需求。

亚甲蓝(methylene blue，MB)是一种芳香杂环化合物。其化学名称为 3,7- 双(二甲氨基)吩噻嗪 -5- 翁氯化物，分子量：319.858。又称亚甲基蓝、次甲基蓝、次甲蓝、美蓝、品蓝。常用于化学指示剂、染料、生物染色剂和药物使用。经静脉注射后基本不经过代谢即随尿排出。

《中华人民共和国药典》规定亚甲蓝用于皮内和静脉注射，不能皮下、肌内或鞘内注射，前者可引起坏死，后者可引起瘫痪[70]。同时，文献报道亚甲蓝可能导致过敏[71]及胎儿畸形，妊娠期乳腺癌患者使用有争议[72]，另有个案报道使用亚甲蓝引起 5- 羟色胺综合征(5-hydroxytrypta-mine syndrome)[73]。亚甲蓝通过淋巴管的时间为 5~15 分钟，其分子量小，不是最佳的淋巴示踪染料。但是，由于价格便宜、易于获得，国内较多医院仍将其作为 SLNB 示踪剂。

1. 术前准备　确认患者无手术禁忌证，腋窝备皮；签署知情同意书。

2. 体位选择　推荐平卧位，患侧上肢外展 90° 并外旋置于手术床托手板或平桌上，充分暴露腋窝。

3. 操作过程

(1)消毒：常规消毒。

(2)麻醉：与乳房手术同时进行 SLNB 采用全身麻醉；单纯进行 SLNB 可酌情采用局部浸润麻醉或全身麻醉。

(3)染料注射：乳晕区淋巴管丰富，推荐在乳晕外上选取 1~3 个注射点，推荐使用 1ml 注射器，注射总量 0.1~0.5ml,皮内注射,注射时适当加压并形成皮丘,可以见到皮内网状淋巴网管树枝状显色。适当按压后可开始手术。

(4)腋窝切口选择:切口位置对于准确寻找蓝染 SLN 至关重要。推荐体表定位前界为胸大肌外侧缘,后界为背阔肌前缘,在腋毛区下缘做沿皮纹切口,长 4~5cm。切口位置过高可能超过 SLN 水平而找不到蓝染淋巴管;切口位置过低则需要沿蓝染淋巴管解剖更长路径才能找到 SLN。乳房全切除术也可以完成乳房上皮瓣游离后,沿皮下蓝染淋巴管解剖至腋窝后完成 SLNB。

(5)手术要点:浅表淋巴管位于真皮层深方,逐渐向腋窝方向回流而进入浅筋膜深层,最终深入喙锁胸筋膜深层并汇入腋窝淋巴结。因此,切口位置较低的患者往往切开皮肤及皮下脂肪后即可见到蓝染淋巴管,而切口位置较高的患者需要切开浅筋膜深层后才可见到蓝染淋巴管甚至只能找到蓝染的淋巴结。沿蓝染淋巴管向腋窝方向解剖,即可找到蓝染 SLN。切断蓝染淋巴管,连同周围少量脂肪组织完整切除 SLN,同时,需注意切除的 SLN 后方是否遗留有蓝染淋巴管,避免漏检 SLN。切除 SLN 送冰冻病理评价。在保乳手术,蓝染淋巴管近端断缘结扎可以减少淋巴漏。寻找蓝染淋巴管及 SLN 过程勿切断淋巴管以免造成染料污染术野,增加操作难度。

(6)SLN 确认:蓝染淋巴管到达的第一枚或数枚蓝染淋巴结即为 SLN,多条蓝染淋巴管需注意各自首先到达的蓝染淋巴结。

(7)手术引流:单纯 SLNB 术后间断缝合关闭术野后无须留置引流。如果实施保乳手术且需 ALND,应留置引流管连接负压吸引。

4. 并发症及防范

(1)出血:一般实施 SLNB 手术切口较小,在腋窝脂肪丰满或伴副乳房的患者往往手术区域视野不佳,手术医师经验不足或局部解剖不熟悉均可能误伤血管,甚至损伤腋动、静脉。在手术操作困难时,首先应扩大切口,充分暴露手术区域,并注意逐层精细解剖和严格止血。

(2)伤口血肿:淋巴管及淋巴结走行是脉管系统的一部分,较大的淋巴结供应血管处理不当,即可能发生术后出血并形成血肿。术者应注意 SLN 供应血管的良好处理。

(3)血清肿:推荐在单纯实施 SLNB 时结扎 SLN 近端淋巴管。同时,关闭喙锁胸筋膜及浅筋膜也可以避免术后乳房淋巴液回流在切口深方形成血清肿。

SLNB 作为乳腺癌腋窝淋巴结外科分期首选方法的理念已经成为共识,其中,染料法示踪 SLNB 技术简单可靠、手术过程直观易掌握,适宜在全国,特别是基层医院加以推广。

附件 3　乳腺癌前哨淋巴结活检病理检查意见

1. 乳腺癌 SLN 病理诊断

(1)术中 SLN 病理诊断:推荐采用术中冰冻组织切片或细胞学印片进行 SLN 病理检查[6]。细胞学印片操作简易,特异性高,但敏感性低[74]。而冰冻组织切片可准确测量转移灶大小,并观察是否存在淋巴结外侵犯。术中 SLN 病理检查也存在局限性,文献报道术中冰冻组织切片 SLN 病理诊断假阴性率为 10%~20%[64,75]。标本规范取材对于控制假阴性率至关重要。冰冻切片剩余组织应再行石蜡包埋制片检查。

（2）术后 SLN 病理诊断：常规石蜡包埋苏木精-伊红染色（hematoxylin-eosin staining，H-E staining）切片组织学检查是 SLN 诊断的金标准，不能采用分子诊断替代，尤其应注意保证标本量充足。所有肉眼宏转移必须经组织学检查确定。不推荐常规采用免疫组织化学技术筛查 SLN 微转移和孤立性肿瘤细胞簇（isolated tumor cell clusters，ITCs）。

2. 术中 SLN 病理大体检查及取材[43]

（1）肉眼阳性 SLN 大体检查及取材：肉眼可识别转移病灶的淋巴结标本，应测量淋巴结大小和转移灶大小。沿最大面平行切片，取材至少有一块包含最大转移灶的组织，尽量包含结外浸润部分。

（2）肉眼阴性 SLN 大体检查及取材：SLN 宏转移对预后至关重要，理论上应检出所有宏转移。每个淋巴结沿最大面平行切片，每片厚度不超过 2mm（避免漏检宏转移），并全部进行组织学检查。每片至少制备一张满意的 HE 染色切片。规范取材组织片不超过 2mm 时，不推荐进行多水平切片。

3. SLN 评估标准

（1）SLN 检出数量：临床送检的全部 SLN 淋巴结均应行组织病理学检查，第 8 版 AJCC 乳腺癌分期[62]规定 SLN 数量若非小于 6 枚，不能使用 SLN 脚注"sn"。

（2）SLN 状态评估：宏转移及微转移定义为 SLN 阳性；ITCs 及无转移定义为 SLN 阴性。

1）SLN 阳性：宏转移定义为肿瘤沉积灶（tumor deposit）最大径 >2mm，分期 pN1 及以上。微转移定义为肿瘤沉积灶最大径 >0.2mm 但 ≤ 2mm；或一个淋巴结切面上 >200 个肿瘤细胞。不论累及几个淋巴结，若均为微转移时，分期都为 pN1mi。

2) SLN 阴性：ITCs 为肿瘤细胞散在单个或最大径 $\leqslant$ 0.2mm 小簇状分布时，一个淋巴结切面上 $\leqslant$ 200 个肿瘤细胞的情况，常无恶性活性证据(如无增殖性或间质反应)。分期为 $pN_0(i+)$。无转移为切片中未找到肿瘤细胞。

参考文献

[1] LATOSINSKY S, DABBS K, MOFFAT F, et al. Canadian Association of General Surgeons and American College of Surgeons Evidence-Based Reviews in Surgery. 27. Quality-of-life outcomes with sentinel node biopsy versus standard axillary treatment in patients with operable breast cancer. Randomized multicenter trial of sentinel node biopsy versus standard axillary treatment in operable breast cancer: the ALMANAC Trial [J]. Can J Surg, 2008, 51 (6): 483-485.

[2] KRAG D N, ANDERSON S J, JULIAN T B, et al. Sentinel-lymph-node resection compared with conventional axillary-lymph-node dissection in clinically node-negative patients with breast cancer: overall survival findings from the NSABP B-32 randomised phase 3 trial [J]. Lancet Oncol, 2010, 11 (10): 927-933.

[3] MANSEL R E, FALLOWFIELD L, KISSIN M, et al. Randomized multicenter trial of sentinel node biopsy versus standard axillary treatment in operable breast cancer: the ALMANAC Trial [J]. J Natl Cancer Inst, 2006, 98 (9): 599-609.

[4] VERONESI U, PAGANELLI G, VIALE G, et al. A randomized comparison of sentinel-node biopsy

with routine axillary dissection in breast cancer [J]. N Engl J Med, 2003, 349 (6): 546-553.

[5] NCCN clinical practice guidelines in oncology: breast cancer, Version 4. 2020 [EB/OL].(2020-05-08) [2020-12-18]. https://www. nccn. org/professionals/physician_gls/pdf/breast. pdf.

[6] LYMAN G H, SOMERFIELD M R, BOSSERMAN L D, et al. Sentinel lymph node biopsy for patients with early-stage breast cancer: American Society of Clinical Oncology Clinical Practice Guideline Update [J]. J Clin Oncol, 2017, 35 (5): 561-564.

[7] SUN X, LI H, LIU Y B, et al. Sentinel lymph node biopsy in patients with breast ductal carcinoma in situ: Chinese experiences [J]. Oncol Lett, 2015, 10 (3): 1932-1938.

[8] CLASSE J M, BORDES V, CAMPION L, et al. Sentinel lymph node biopsy after neoadjuvant chemo-therapy for advanced breast cancer: results of ganglion sentinelle et chimiotherapie neoadjuvante, a French prospective multicentric study [J]. J Clin Oncol, 2009, 27 (5): 726-732.

[9] HUNT K K, YI M, MITTENDORF E A, et al. Sentinel lymph node surgery after neoadjuvant chemo-therapy is accurate and reduces the need for axillary dissection in breast cancer patients [J]. Ann Surg, 2009, 250 (4): 558-566.

[10] KUEHN T, BAUERFEIND I, FEHM T, et al. Sentinel-lymph-node biopsy in patients with breast cancer before and after neoadjuvant chemotherapy (SENTINA): a prospective, multicentre cohort study [J]. Lancet Oncol, 2013, 14 (7): 609-618.

[11] BOUGHEY J C, SUMAN V J, MITTENDORF E A, et al. Sentinel lymph node surgery after neoadjuvant

chemotherapy in patients with node-positive breast cancer: the ACOSOG Z1071 (Alliance) clinical trial [J]. JAMA, 2013, 310 (14): 1455-1461.

[12] BOILEAU J F, POIRIER B, BASIK M, et al. Sentinel node biopsy after neoadjuvant chemotherapy in biopsy-proven node-positive breast cancer: the SN FNAC study [J]. J Clin Oncol, 2015, 33 (3): 258-264.

[13] DESNYDER S M, MITTENDORF E A, LE-PETROSS C, et al. Prospective feasibility trial of sentinel lymph node biopsy in the setting of inflammatory breast cancer [J]. Clin Breast Cancer, 2018, 18 (1): e73-e77.

[14] 中华医学会外科学分会乳腺外科学组 . 早期乳腺癌染料法前哨淋巴结活检专家共识及技术操作指南 (2018 版)[J]. 中国实用外科杂志 , 2018, 38 (8): 855-858.

[15] O'REILLY E A, PRICHARD R S, AL AZAWI D, et al. The value of isosulfan blue dye in addition to isotope scanning in the identification of the sentinel lymph node in breast cancer patients with a positive lymphoscintigraphy: a randomized controlled trial (ISRCTN98849733)[J]. Ann Surg, 2015, 262 (2): 243-248.

[16] HUNG W K, CHAN C M, YING M, et al. Randomized clinical trial comparing blue dye with combined dye and isotope for sentinel lymph node biopsy in breast cancer [J]. Br J Surg, 2005, 92 (12): 1494-1497.

[17] TAFRA L, LANNIN D R, SWANSON M S, et al. Multicenter trial of sentinel node biopsy for

breast cancer using both technetium sulfur colloid and isosulfan blue dye [J]. Ann Surg, 2001, 233 (1): 51-59.

[18] KIM T, GIULIANO A E, LYMAN G H. Lymphatic mapping and sentinel lymph node biopsy in early-stage breast carcinoma: a meta analysis [J]. Cancer, 2006, 106 (1): 4-16.

[19] NIEBLING M G, PLEIJHUIS R G, BASTIAANNET E, et al. A systematic review and meta-analyses of sentinel lymph node identification in breast cancer and melanoma, a plea for tracer mapping [J]. Eur J Surg Oncol, 2016, 42 (4): 466-473.

[20] PEEK M C, CHARALAMPOUDIS P, ANNINGA B, et al. Blue dye for identification of sentinel nodes in breast cancer and malignant melanoma: a systematic review and meta-analysis [J]. Future Oncol, 2017, 13 (5): 455-467.

[21] QIN X, YANG M, ZHENG X. Comparative study of indocyanine green combined with blue dye with methylene blue only and carbon nanoparticles only for sentinel lymph node biopsy in breast cancer [J]. Ann Surg Treat Res, 2019, 97 (1): 1-6.

[22] GOONAWARDENA J, YONG C, LAW M. Use of indocyanine green fluorescence compared to radioisotope for sentinel lymph node biopsy in early-stage breast cancer: systematic review and meta-analysis [J]. Am J Surg, 2020, 220 (3): 665-676.

[23] WU X, LIN Q, CHEN G, et al. Sentinel lymph node detection using carbon nanoparticles in patients with early breast cancer [J]. PLoS One, 2015, 10 (8): e0135714.

［24］ 王敏，姚峰 . 应用纳米炭混悬液行乳腺癌前哨淋巴结活检的临床研究 [J]. 中华实用诊断与治疗杂志 , 2018, 32 (4): 358-361.

［25］ GIULIANO A E, JONES R C, BRENNAN M, et al. Sentinel lymphadenectomy in breast cancer [J]. J Clin Oncol, 1997, 15 (6): 2345.

［26］ JUNG S Y, HAN J H, PARK S J, et al. The sentinel lymph node biopsy using indocyanine green fluorescence plus radioisotope method compared with the radioisotope-only method for breast cancer patients after neoadjuvant chemotherapy: a prospective, randomized, open-label, single-center phase 2 trial [J]. Ann Surg Oncol, 2019, 26 (8): 2409-2416.

［27］ AHMED M, PURUSHOTHAM A D, DOUEK M. Novel techniques for sentinel lymph node biopsy in breast cancer: a systematic review [J]. Lancet Oncol, 2014, 15 (8): e351-e362.

［28］ KRAG D N, WEAVER D L, ALEX J C, et al. Surgical resection and radiolocalization of the sentinel lymph node in breast cancer using a gamma probe [J]. Surg Oncol, 1993, 2 (6): 335-339.

［29］ 中华医学会肿瘤学分会乳腺癌学组 . 乳腺癌荧光示踪前哨淋巴结活组织检查操作指南 [J]. 中华乳腺病杂志 (电子版), 2017, 11 (4): 193.

［30］ AHMED M, PURUSHOTHAM A D, HORGAN K, et al. Meta-analysis of superficial versus deep injection of radioactive tracer and blue dye for lymphatic mapping and detection of sentinel lymph nodes in breast cancer [J]. Br J Surg, 2015, 102 (3): 169-181.

［31］ KERN K A. Concordance and validation study of sentinel lymph node biopsy for breast cancer using subareolar injection of blue dye and technetium 99m sulfur colloid [J]. J Am Coll Surg, 2002, 195 (4): 467-475.

[32] 中国抗癌协会乳腺癌专业委员会 . 中国抗癌协会乳腺癌诊治指南与规范 (2019 年版)[J]. 中国癌症杂志 , 2019, 238 (8): 56-127.

[33] BURSTEIN H J, CURIGLIANO G, LOIBL S, et al. Estimating the benefits of therapy for early-stage breast cancer: the St. Gallen International Consensus Guidelines for the primary therapy of early breast cancer 2019 [J]. Ann Oncol, 2019, 30 (10): 1541-1557.

[34] KRAG D N, ANDERSON S J, JULIAN T B, et al. Technical outcomes of sentinel-lymph-node resection and conventional axillary-lymph-node dissection in patients with clinically node-negative breast cancer: results from the NSABP B-32 randomised phase Ⅲ trial [J]. Lancet Oncol, 2007, 8 (10): 881-888.

[35] VERONESI U, VIALE G, PAGANELLI G, et al. Sentinel lymph node biopsy in breast cancer: ten-year results of a randomized controlled study [J]. Ann Surg, 2010, 251 (4): 595-600.

[36] MAMOUNAS E P, BROWN A, ANDERSON S, et al. Sentinel node biopsy after neoadjuvant chemotherapy in breast cancer: results from National Surgical Adjuvant Breast and Bowel Project Protocol B-27 [J]. J Clin Oncol, 2005, 23 (12): 2694-2702.

[37] CLASSE J M, LOAEC C, GIMBERGUES P, et al. Sentinel lymph node biopsy without axillary lymphadenectomy after neoadjuvant chemotherapy is accurate and safe for selected patients: the GANEA 2 study [J]. Breast Cancer Res Treat, 2019, 173 (2): 343-352.

［38］ABE M, YAMADA T, NAKANO A. Prospective comparison of intraoperative touch imprint cytology and frozen section histology on axillary sentinel lymph nodes in early breast cancer patients [J]. Acta Cytol, 2020, 64 (5): 492-497.

［39］VOHRA L M, GULZAR R, SALEEM O. Intra operative frozen examination of sentinel lymph node in breast cancer [J]. J Ayub Med Coll Abbottabad, 2015, 27 (1): 40-44.

［40］CHAN Y H, HUNG W K, MAK K L, et al. Intra-operative assessment of axillary sentinel lymph nodes by frozen section-an observational study of 260 procedures [J]. Asian J Surg, 2011, 34 (2): 81-85.

［41］MORI M, TADA K, IKENAGA M, et al. Frozen section is superior to imprint cytology for the intra-operative assessment of sentinel lymph node metastasis in stage I breast cancer patients [J]. World J Surg Oncol, 2006, 4: 26.

［42］王朝斌, 王殊, 彭媛, 等. 后 ACSOGZ0011 时代术中冰冻病理评估乳腺癌前哨淋巴结转移的价值 [J]. 中国妇产科临床杂志, 2017, 18 (3): 233-235.

［43］PATRICK L F, JAMES L C, SHIKHA B, et al. Protocol for the examination of resection specimens from patients with invasive carcinoma of the breast, v4. 4. 0. 0 [EB/OL].(2020-02-10)[2020-12-18]. https://documents. cap. org/protocols/cp-breast-invasive-resection-20-4400. pdf.

［44］DELGADO-BOCANEGRA R E, MILLEN E C, NASCIMENTO C M D, et al. Intraoperative imprint cytology versus histological diagnosis for the detection of sentinel lymph nodes in breast cancer treated with neoadjuvant chemotherapy [J]. Clinics (Sao Paulo), 2018, 73: e363.

[45] NäHRIG J, RICHTER T, KOWOLIK J, et al. Comparison of different histopathological methods for the examination of sentinel lymph nodes in breast cancer [J]. Anticancer Res, 2000, 20 (3b): 2209-2212.

[46] GIULIANO A E, BALLMAN K, MCCALL L, et al. Locoregional recurrence after sentinel lymph node dissection with or without axillary dissection in patients with sentinel lymph node metastases: long-term follow-up from the American College of Surgeons Oncology Group (Alliance) ACOSOG Z0011 randomized trial [J]. Ann Surg, 2016, 264 (3): 413-420.

[47] GALIMBERTI V, COLE B F, VIALE G, et al. Axillary dissection versus no axillary dissection in patients with breast cancer and sentinel-node micrometastases (IBCSG 23-01): 10-year follow-up of a randomised, controlled phase 3 trial [J]. Lancet Oncol, 2018, 19 (10): 1385-1393.

[48] GALIMBERTI V, COLE B F, ZURRIDA S, et al. Axillary dissection versus no axillary dissection in patients with sentinel-node micrometastases (IBCSG 23-01): a phase 3 randomised controlled trial [J]. Lancet Oncol, 2013, 14 (4): 297-305.

[49] DONKER M, VAN TIENHOVEN G, STRAVER M E, et al. Radiotherapy or surgery of the axilla after a positive sentinel node in breast cancer (EORTC 10981-22023 AMAROS): a randomised, multi-centre, open-label, phase 3 non-inferiority trial [J]. Lancet Oncol, 2014, 15 (12): 1303-1310.

[50] HUANG T W, KUO K N, CHEN K H, et al. Recommendation for axillary lymph node dissection in

women with early breast cancer and sentinel node metastasis: a systematic review and meta-analysis of randomized controlled trials using the GRADE system [J]. Int J Surg, 2016, 34: 73-80.

[51] WANG Z, WU L C, CHEN J Q. Sentinel lymph node biopsy compared with axillary lymph node dissection in early breast cancer: a meta-analysis [J]. Breast Cancer Res Treat, 2011, 129 (3): 675-689.

[52] SUN X, WANG X E, ZHANG Z P, et al. Neoadjuvant therapy and sentinel lymph node biopsy in HER2-positive breast cancer patients: results from the PEONY trial [J]. Breast Cancer Res Treat, 2020, 180 (2): 423-428.

[53] GIULIANO A E, KIRGAN D M, GUENTHER J M, et al. Lymphatic mapping and sentinel lymphad-enectomy for breast-cancer [J]. Ann Surg, 1994, 220 (3): 391-398.

[54] 王永胜, 左文述, 刘娟娟, 等. 乳腺癌前哨淋巴结活检替代腋窝清扫术前瞻性非随机对照临床研究 [J]. 外科理论与实践, 2006, 11 (2): 104-107.

[55] BOUGHEY J C, BALLMAN K V, HUNT K K, et al. Axillary ultrasound after neoadjuvant chemotherapy and its impact on sentinel lymph node surgery: results from the American College of Surgeons Oncology Group Z1071 trial (Alliance)[J]. J Clin Oncol, 2015, 33 (30): 3386-3393.

[56] LUCCI A Jr, KELEMEN P R, MILLER C 3RD, et al. National practice patterns of sentinel lymph node dissection for breast carcinoma [J]. J Am Coll Surg, 2001, 192 (4): 453-458.

[57] LI J, CHEN X, QI M, et al. Sentinel lymph node biopsy mapped with methylene blue dye alone in patients with breast cancer: a systematic review and meta-analysis [J]. PLoS One, 2018, 13 (9):

e0204364.

[58] ZHANG L, HUANG Y, YANG C, et al. Application of a carbon nanoparticle suspension for sentinel lymph node mapping in patients with early breast cancer: a retrospective cohort study [J]. World J Surg Oncol, 2018, 16 (1): 112.

[59] PAULINELLI R R, FREITAS-JUNIOR R, RAHAL R M, et al. A prospective randomized trial comparing patent blue and methylene blue for the detection of the sentinel lymph node in breast cancer patients [J]. Rev Assoc Med Bras (1992), 2017, 63 (2): 118-123.

[60] 曹迎明, 王殊, 郭嘉嘉, 等. 吲哚菁绿联合美蓝在乳腺癌前哨淋巴结活检术中的应用 [J]. 中华普通外科杂志, 2014, 29 (2): 119-122.

[61] 任敏, 王本忠, 陈樱, 等. 吲哚菁绿 - 纳米炭联合示踪在乳腺癌前哨淋巴结活检中的应用 [J]. 中华内分泌外科杂志, 2015, 9 (2): 97-100.

[62] AMIN M B, EDGE S, GREENE F, et al. AJCC Cancer Staging Manual [M]. 8th ed. New York: Springer, 2017.

[63] 王永胜, 欧阳涛, 王启堂, 等. 中国前哨淋巴结活检多中心协作研究 CBCSG-001 最新资料报告 [J]. 中华乳腺病杂志 (电子版), 2009, 3 (3): 265-272.

[64] WONG J, YONG W S, THIKE A A, et al. False negative rate for intraoperative sentinel lymph node frozen section in patients with breast cancer: a retrospective analysis of patients in a single Asian institution [J]. J Clin Pathol, 2015, 68 (7): 536-540.

［65］ GIULIANO A E, BALLMAN K V, MCCALL L, et al. Effect of axillary dissection vs no axillary dissection on 10-year overall survival among women with invasive breast cancer and sentinel node metastasis: The ACOSOG Z0011 (Alliance) randomized clinical trial [J]. JAMA, 2017, 318 (10): 918-926.

［66］ CARDOSO F, KYRIAKIDES S, OHNO S, et al. Early breast cancer: ESMO Clinical Practice Guidelines for diagnosis, treatment and follow-up [J]. Ann Oncol, 2019, 30 (10): 1674.

［67］ SHIRZADI A, MAHMOODZADEH H, QORBANI M. Assessment of sentinel lymph node biopsy after neoadjuvant chemotherapy for breast cancer in two subgroups: Initially node negative and node positive converted to node negative-a systemic review and meta-analysis [J]. J Res Med Sci, 2019, 24: 18.

［68］ ZETTERLUND L H, FRISELL J, ZOUZOS A, et al. Swedish prospective multicenter trial evaluating sentinel lymph node biopsy after neoadjuvant systemic therapy in clinically node-positive breast cancer [J]. Breast Cancer Res Treat, 2017, 163 (1): 103-110.

［69］ PILEWSKIE M, MORROW M. Axillary nodal management following neoadjuvant chemotherapy: a review [J]. JAMA Oncol, 2017, 3 (4): 549-555.

［70］ 国家药典委员会. 中华人民共和国药典 [M]. 2015 年版. 北京: 中国医药科技出版社, 2015.

［71］ JAMES T A, COFFMAN A R, CHAGPAR A B, et al. Troubleshooting sentinel lymph node biopsy in breast cancer surgery [J]. Ann Surg Oncol, 2016, 23 (11): 3459-3466.

[72] GROPPER AB, CALVILLO KZ, DOMINICI L, et al. Sentinel lymph node biopsy in pregnant women with breast cancer [J]. Ann Surg Oncol, 2014, 21 (8): 2506-2511.

[73] NG B K, CAMERON A J, LIANG R, et al. Serotonin syndrome following methylene blue infusion during parathyroidectomy: a case report and literature review [J]. Can J Anaesth, 2008, 55 (1): 36-41.

[74] VAN DIEST P J, TORRENGA H, BORGSTEIN P J, et al. Reliability of intraoperative frozen section and imprint cytological investigation of sentinel lymph nodes in breast cancer [J]. Histopathology, 1999, 35 (1): 14-18.

[75] LOMBARDI A, NIGRI G, MAGGI S, et al. Role of frozen section in sentinel lymph node biopsy for breast cancer in the era of the ACOSOG Z0011 and IBCSG 23-10 trials [J]. Surgeon, 2018, 16 (4): 232-236.

第十六章
早期乳腺癌保乳手术治疗临床实践指南

　　具有适应证的早期乳腺癌患者接受保留乳房手术联合辅助放疗的安全性已经获得广泛共识。2019年,为规范中国早期乳腺癌患者保留乳房手术应用,中华医学会外科学分会乳腺外科学组制订《早期乳腺癌保留乳房手术中国专家共识(2019版)》。在此基础上,2020年专家组再次进行文献检索与讨论,确定了早期乳腺癌保留乳房手术临床实践指南的关键临床问题,并参照GRADE系统对相关证据进行评价,制定《早期乳腺癌保乳手术治疗临床实践指南(2021版)》,为中国乳腺外科医师临床工作提供符合中国临床实践的参考依据。

一、推荐意见

1. 适应证(符合所有条件)

适应证	证据等级	推荐强度
1.1　具有保乳意愿[1-2]	Ⅰ类	A级
1.2　临床Ⅰ期、Ⅱ期, $\leq T_2$[1-4]	Ⅰ类	A级
1.3　术后可保留良好乳房外形[1-2]	Ⅰ类	A级

2. 禁忌证(符合任意一项条件)

禁忌证	证据等级	推荐强度
2.1　不能接受全乳放疗[3,5]	Ⅰ类	A级
2.2　无法达到切缘阴性[1-2,6-8]	Ⅰ类	A级
2.3　弥漫性分布的恶性钙化灶[1-2,7]	Ⅰ类	A级
2.4　炎性乳腺癌[1-2]	Ⅰ类	A级
2.5　拒绝接受保乳手术[1-2]	Ⅰ类	A级

3. 外科临床问题

外科临床问题	证据等级	推荐强度
3.1　保乳手术联合肿瘤整复技术(oncoplastic breast surgery)可以避免畸形,改善术后外观[8-10]	Ⅱ类	A级
3.2　保乳手术残腔推荐放置惰性金属夹(如钛夹),作为放疗瘤床加量照射的定位标记[1-2]	Ⅰ类	A级

4. 病理评价问题

病理评价问题	证据等级	推荐强度
4.1　保乳手术必须对切缘进行评估[1-2,7]	Ⅰ类	A级
4.2　术中冰冻病理切缘评估[1-2,11]	Ⅰ类	A级
4.3　术后石蜡病理切缘评估[1-2,7]	Ⅰ类	A级
4.4　切缘评估方法		
4.4.1　肿物切缘法(垂直切除法)[1,3,12]	Ⅰ类	A级
4.4.2　肿物切缘法(水平切除法)[1,13]	Ⅱ类	A级
4.4.3　腔周切缘评估法[2,14-20]	Ⅱ类	A级

5. 放疗问题

放疗问题	证据等级	推荐强度
保乳手术后需要接受全乳放疗 *[1,3,5]	I 类	A 级

注：* I 期、激素受体阳性及切缘阴性的 65 岁以上患者可考虑免除术后全乳放疗（CALGB9343）。

二、讨论

大量循证医学证据证实早期乳腺癌患者接受保乳手术联合全乳放疗的有效性和安全性。NSABP B-06 研究纳入 1851 位 I、II 期乳腺癌患者，随机分为乳房全切除术、单纯保乳手术，以及保乳手术联合全乳放疗三组。术后 20 年长期随访结果显示 DFS、无远处转移生存和 OS 无明显差异[3]。同期，Milan I 研究纳入 701 位肿瘤 <2cm 的早期乳腺癌患者，随机分为乳腺癌乳房全切除术组、保乳手术联合全乳放疗组，20 年随访结果显示，尽管累积局部复发风险在保乳手术联合全乳放疗患者中（8.8%）高于乳房全切除患者（2.3%），但两组 OS 无显著差异[4]。我国欧阳涛课题组率先在我国报道了乳腺癌保乳治疗的近期疗效观察，95 例 I ~ II 期接受保乳治疗的乳腺癌患者，平均随访 17 个月，2 年局部复发率仅为 1.4%，无远处转移和死亡病例[21]。宋尔卫课题组对 2866 例早期乳腺患者进行中位 67 个月的长期随访，运用倾向性匹配评分方法比较了接受保乳手术治疗和乳房全切除术治疗患者的预后，

进一步证实了保乳手术的安全性和有效性[15]。近年来,众多国际指南均推荐保乳手术作为早期乳腺癌外科治疗的标准术式之一[1-2,7]。专家组一致同意具有保乳意愿且无保乳禁忌证,临床Ⅰ期、Ⅱ期、≤ T_2 且术后可保留良好乳房外形的早期患者适宜接受保乳手术。

EBCTCG 大型荟萃分析证实新辅助化疗可以显著提高保乳率,在远期复发率方面,接受新辅助治疗患者保乳手术后 10 年累积局部复发率比未接受新辅助治疗患者稍高(15.1% vs. 11.9%,P=0.1),但 10 年累积乳腺癌相关死亡率无差异(27.5% vs. 24.8%,P=0.15)[22]。因此,专家组认为对于临床Ⅲ期、> T_2 患者,新辅助化疗可能获得肿瘤降期,并提高患者保乳手术成功的可能性。专家组认为,在实际临床工作中,新辅助化疗后肿瘤缩小的实际范围尚无精准方法进行测量,因此,专家组对依据治疗前或治疗后的肿瘤范围实施手术存在不同意见。但是,达到 R_0 切除同样是新辅助化疗后保乳手术必须遵循的基本原则。

专家组成员认为以下因素可能会引起保乳手术后局部复发风险的升高:中央区乳腺癌;伴有乳头溢血的乳腺癌;>T2;多灶性乳腺癌(同一象限内,可以完整切除);多中心性乳腺癌(不同象限);年龄<35 岁;对放疗耐受性差患者(活动性结缔组织病,尤其硬皮病和系统性红斑狼疮或胶原血管疾病)。但是,缺少高级别证据支持以上因素成为保乳手术禁忌证。

保乳手术成功必须达到手术阴性切缘。循证医学证据证实切缘阳性与局部复发密切相关[1,7-8,23]。术中肉眼评估[24]、细胞印片法[25]、术中标本 X 线片[26]及新型影像设备辅助[27]等方法缺少高级别证据支持,专家组不予推荐。术中冰冻病理评估切缘有助于降低切缘阳性率及二次手术率[28]。专家组认为,术中冰冻病理评估切缘在中国具有广泛的临床应用基础,更加符合中国临床实践。专家组支持选择冰冻病理方法进行切缘评价,并对术后石蜡病理切缘评估持谨慎意见。

切缘评估的组织取材可以来源于肿物切缘,也可来源于腔周切缘。肿物切缘是在肿物的表面进行切缘组织取材,包括肿物切缘水平取材法与垂直取材法[1,13]。腔周切缘评估法是在完成肿物切除后,对残腔组织进行取材活检。国内外设计良好的单臂/双臂研究数据表明单独使用腔周切缘评估法可达到良好的局部控制[14,18]。

国外荟萃分析表明浸润性导管癌患者保乳手术染色切缘无癌可显著(较染色切缘有癌)降低局部复发风险,更宽的切缘宽度并不能更好地改善局部控制率[29]。但是,阳性切缘的复发风险不能通过放疗进行补救,目前无证据显示不同年龄及不同的分子分型需要有不同的切缘宽度。2019年,中华医学会外科学分会乳腺外科学组多中心真实世界研究(CSBrS-005)显示[30],1 734 例具有边缘宽度数据的保乳患者中1 530 例(88.2%)>5mm。但是,也有意见定义浸润性导管癌切缘阴性为染色缘无癌,将导管原位癌的切缘阴性定义为肿瘤距染色缘≥2mm[1,2,6,31]。专家组认为该标准在实际临床工作中并非完全适合我国国情,不作为常规推荐。

专家组一致认为,临床证据支持乳腺癌保乳手术后的患者需要接受全乳放疗。CALGB9343 研究[32]显示低危者接受放疗对比未接受放疗10年局部复发率分别为(2% vs. 10%,$P<0.05$),但远处转移率和总生存率没有统计学差异。PRIME Ⅱ研究[33]显示,年龄≥65岁、临床分期早期、雌激素受体阳性、切缘阴性的乳腺癌术后患者,未接受放疗者与接受全乳放疗者5年同侧复发率为4.1% vs. 1.3%($P=0.000\ 2$),但临床绝对获益并不显著。专家组建议在综合患者意愿及伴随疾病的前提下,审慎酌情考虑豁免放疗,并不视为保乳手术禁忌。

IBSCG Trial Ⅵ~Ⅶ研究[34]15年随访结果显示,绝经前或围绝经期患者因化疗延迟3个月及6个月后进行放疗者15年无疾病生存率为48.2% vs. 44.9%(HR:1.12,95% CI:0.87~1.45)。在绝经后患者中,即刻放疗组对比因化疗延迟3个月放疗组15年无疾病生存率为46.1% vs. 43.3%(HR:1.11,95% CI:0.82~1.51),局部复发率及远处转移率无统计学差异。相关研究结果提示,放疗延迟至标准化疗结束后是安全、合理的。专家组推荐对有化疗指征的保乳手术后患者,应在化疗后进行全乳放疗。

COHORT研究[35]显示,同期放疗与内分泌治疗组与放疗序贯内分泌治疗组相比较,两组间毒副作用无统计学差异,提示内分泌治疗与放疗同期进行是安全的。N9831临床研究[36]中位3.7年的随访结果提示,放疗联合曲妥珠单抗并没有增加心脏毒性的发生率,提示放疗可以与靶向治疗同期进行。专家组推荐放疗可与内分泌治疗及靶向治疗联合应用。

(执笔:陈 凯 刘洁琼 吴 畏 苏逢锡 邹 强 宋尔卫)

附件 投票情况

本指南投票委员会成员共85名,其中乳腺外科专业医师70人(82.3%),肿瘤内科专业医师4人(4.7%),医学影像科专业医师4人(4.7%),病理科专业医师2人(2.4%),妇产科专业医师1人(1.2%),放射治疗专业医师2人(2.4%),流行病学专业医师2人(2.4%)。

参考文献

［1］中国抗癌协会乳腺癌专业委员会.中国抗癌协会乳腺癌诊治指南与规范(2019年版)[J].中国癌症杂志,2019,29(8):609-680.

［2］中华医学会外科学分会乳腺外科学组.早期乳腺癌保留乳房手术中国专家共识(2019版)[J].中华外科杂志,2019,57(2):81-84.

［3］FISHER B, ANDERSON S, BRYANT J, et al. Twenty-year follow-up of a randomized trial comparing total mastectomy, lumpectomy, and lumpectomy plus irradiation for the treatment of invasive breast cancer [J]. N Engl J Med, 2002, 347 (16): 1233-1241.

［4］VERONESI U, CASCINELLI N, MARIANI L et al. Twenty-year follow-up of a randomized study comparing breast-conserving surgery with radical mastectomy for early breast cancer [J]. N Engl J Med, 2002, 347 (16): 1227-1232.

［5］CLARKE M, COLLINS R, DARBY S et al. Effects of radiotherapy and of differences in the extent of surgery for early breast cancer on local recurrence and 15-year survival: an overview of the randomised trials [J]. Lancet, 2005, 366 (9503): 2087-2106.

［6］MORAN M S, SCHNITT S J, GIULIANO A E et al. Society of Surgical Oncology-American Society for Radiation Oncology consensus guideline on margins for breast-conserving surgery with whole-breast irradiation in stages Ⅰ and Ⅱ invasive breast cancer [J]. J Clin Oncol, 2014, 32 (14): 1507-1515.

[7] GRADISHAR W J, ANDERSON B O, ABRAHAM J, et al. Breast Cancer, Version 3. 2020, NCCN Clinical Practice Guidelines in Oncology [J]. J Natl Compr Canc Netw, 2020, 18 (4): 452-478.

[8] CARDOSO F, KYRIAKIDES S, OHNO S, et al. Early breast cancer: ESMO Clinical Practice Guidelines for diagnosis, treatment and follow-up [J]. Ann Oncol, 2019, 30 (8): 1194-1220.

[9] ASSOCIATION OF BREAST SURGERY AT B. Surgical guidelines for the management of breast cancer [J]. Eur J Surg Oncol, 2009, 35 (Suppl 1): 1-22.

[10] 中国抗癌协会乳腺癌专业委员会. 乳腺肿瘤整形与乳房重建专家共识 [J]. 中国癌症杂志, 2018, 28 (6): 439-480.

[11] LANDERCASPER J, ATTAI D, ATISHA D, et al. Toolbox to reduce lumpectomy reoperations and improve cosmetic outcome in breast cancer patients: The American Society of Breast Surgeons Consensus Conference [J]. Ann Surg Oncol, 2015, 22 (10): 3174-3183.

[12] FISHER E R, SASS R, FISHER B, et al. Pathologic findings from the National Surgical Adjuvant Breast Project (protocol 6). Ⅱ. Relation of local breast recurrence to multicentricity [J]. Cancer, 1986, 57 (9): 1717-1724.

[13] WRIGHT M J, PARK J, FEY J V, et al. Perpendicular inked versus tangential shaved margins in breast-conserving surgery: does the method matter？ [J]. J Am Coll Surg, 2007, 204 (4): 541-549.

[14] CHEN K, ZENG Y, JIA H, et al. Clinical outcomes of breast-conserving surgery in patients using a modified method for cavity margin assessment [J]. Ann Surg Oncol, 2012, 19 (11): 3386-3394.

[15] CHEN K, PAN Z, ZHU L, et al. Comparison of breast-conserving surgery and mastectomy in early breast cancer using observational data revisited: a propensity score-matched analysis [J]. Sci China Life Sci, 2018, 61 (12): 1528-1536.

[16] CHEN K, ZHU L, CHEN L, et al. Circumferential shaving of the cavity in breast-conserving surgery: a randomized controlled trial [J]. Ann Surg Oncol, 2019, 26 (13): 4256-4263.

[17] HEQUET D, BRICOU A, KOUAL M, et al. Systematic cavity shaving: modifications of breast cancer management and long-term local recurrence, a multicentre study [J]. Eur J Surg Oncol, 2013, 39 (8): 899-905.

[18] HEWES J C, IMKAMPE A, HAJI A, et al. Importance of routine cavity sampling in breast conservation surgery [J]. Br J Surg, 2009, 96 (1): 47-53.

[19] BARTHELMES L, AL AWA A, CRAWFORD D J. Effect of cavity margin shavings to ensure completeness of excision on local recurrence rates following breast conserving surgery [J]. Eur J Surg Oncol, 2003, 29 (8): 644-648.

[20] MALIK H Z, GEORGE W D, MALLON E A, et al. Margin assessment by cavity shaving after breast-conserving surgery: analysis and follow-up of 543 patients [J]. Eur J Surg Oncol, 1999, 25 (5): 464-469.

[21] 林本耀 , 李欧王 . 95 例乳腺癌保乳治疗近期观察 [J]. 中华外科杂志 , 2004, 42 (5): 282-284.

[22] EARLY BREAST CANCER TRIALISTS′ COLLABORATIVE G. Long-term outcomes for neoadjuvant

versus adjuvant chemotherapy in early breast cancer: meta-analysis of individual patient data from ten randomised trials [J]. Lancet Oncol, 2018, 19 (1): 27-39.

[23] (ASBRS) TASOBS: Official Statement: Performance and practice guidelines for breast-conserving surgery/partial mastectomy [EB/OL]. (2015-02-22) [2021-08-13]. https://www. breastsurgeons. org/resources/statements.

[24] NUNEZ A, JONES V, SCHULZ-COSTELLO K, et al. Accuracy of gross intraoperative margin assessment for breast cancer: experience since the SSO-ASTRO margin consensus guidelines [J]. Sci Rep, 2020, 10 (1): 17344.

[25] TAMANUKI T, NAMURA M, AOYAGI T, et al. Effect of intraoperative imprint cytology followed by frozen section on margin assessment in breast-conserving surgery [J]. Ann Surg Oncol, 2021, 28 (3): 1338-1346.

[26] MARISCOTTI G, DURANDO M, PAVAN L J, et al. Intraoperative breast specimen assessment in breast conserving surgery: comparison between standard mammography imaging and a remote radiological system [J]. Br J Radiol, 2020, 93 (1109): 20190785.

[27] ZYSK A M, CHEN K, GABRIELSON E, et al. Intraoperative assessment of final margins with a handheld optical imaging probe during breast-conserving surgery may reduce the reoperation rate: results of a multicenter study [J]. Ann Surg Oncol, 2015, 22 (10): 3356-3362.

[28] ESBONA K, LI Z, WILKE L G. Intraoperative imprint cytology and frozen section pathology for

margin assessment in breast conservation surgery: a systematic review [J]. Ann Surg Oncol, 2012, 19 (10): 3236-3245.

[29] HOUSSAMI N, MACASKILL P, MARINOVICH M L, et al. The association of surgical margins and local recurrence in women with early-stage invasive breast cancer treated with breast-conserving therapy: a meta-analysis [J]. Ann Surg Oncol, 2014, 21 (3): 717-730.

[30] YU L X, SHI P, TIAN X S et al. A multi-center investigation of breast-conserving surgery based on data from the Chinese Society of Breast Surgery (CSBrS-005)[J]. Chin Med J (Engl), 2020, 133 (22): 2660-2664.

[31] MORROW M, VAN ZEE K J, SOLIN L J, et al. Society of Surgical Oncology-American Society for Radiation Oncology-American Society of clinical oncology consensus guideline on margins for breast-conserving surgery with whole-breast irradiation in ductal carcinoma in situ [J]. Ann Surg Oncol, 2016, 23 (12): 3801-3810.

[32] HUGHES K S, SCHNAPER L A, BELLON J R, et al. Lumpectomy plus tamoxifen with or without irradiation in women age 70 years or older with early breast cancer: long-term follow-up of CALGB 9343 [J]. J Clin Oncol, 2013, 31 (19): 2382-2387.

[33] KUNKLER I H, WILLIAMS L J, JACK W J, et al. Breast-conserving surgery with or without irradiation in women aged 65 years or older with early breast cancer (PRIME Ⅱ): a randomised controlled trial [J]. Lancet Oncol, 2015, 16 (3): 266-273.

[34] KARLSSON P, COLE B F, PRICE K N, et al. Timing of radiation therapy and chemotherapy after breast-conserving surgery for node-positive breast cancer: long-term results from international breast cancer study group trials VI and VII[J]. Int J Radiat Oncol Biol Phys, 2016, 96 (2): 273-279.

[35] BOURGIER C, KERNS S, GOURGOU S, et al. Concurrent or sequential letrozole with adjuvant breast radiotherapy: final results of the CO-HO-RT phase II randomized trial [J]. Ann Oncol, 2016, 27 (3): 474-480.

[36] HALYARD M Y, PISANSKY T M, DUECK A C, et al. Radiotherapy and adjuvant trastuzumab in operable breast cancer: tolerability and adverse event data from the NCCTG Phase III Trial N9831 [J]. J Clin Oncol, 2009, 27 (16): 2638-2644.

第十七章
乳腺癌改良根治术临床实践指南

中国早期乳腺癌患者接受乳房切除术比例超过 70%[1]，其中，Auchincloss 术式是腋窝淋巴结阳性乳腺癌患者的主要手术方式。为规范我国乳腺癌改良根治术的临床应用，中华医学会外科学分会乳腺外科学组组织国内专家针对乳腺癌改良根治手术的理论基础和技术细节通过文献检索和专家讨论，参照 GRADE 系统对相关证据进行评价，并结合中国临床可及性，制定《乳腺癌改良根治术实践指南（2021 版）》，为国内乳腺外科医师的临床实践提供借鉴和参考。

一、推荐意见

1. 适应证

适应证	证据等级	推荐强度
1.1 不适宜行保乳手术的早期乳腺癌[2]	I 类	A 级
1.2 腋窝淋巴结阳性[2]	I 类	A 级
1.3 临床评价可以行 R_0 切除[2]	I 类	A 级

2. 切口设计

切口设计	证据等级	推荐强度
首选横行的 Stewart[3]切口 a	I 类	A 级

注:a 专家组同意对于难以采用横行切口的患者,推荐采用 S 形切口或者平行四边形法,以降低皮肤张力,同时使刀口相对隐蔽。

3. 皮瓣游离层次

皮瓣游离层次	证据等级	推荐强度
皮瓣的分离应在乳房组织浅筋膜浅层进行[4]	I 类	A 级

4. 皮瓣游离范围

皮瓣游离范围	证据等级	推荐强度
一般上界在锁骨下方 1~2cm，下界至肋弓水平，内侧界在胸骨旁线，外侧界至背阔肌前缘[5]	Ⅰ 类	A 级

5. 腋窝淋巴结的清扫水平

腋窝淋巴结的清扫水平	证据等级	推荐强度
腋窝淋巴结清扫仅限于 Ⅱ 水平（如果出现明显的 Ⅱ 或 Ⅲ 水平淋巴结的转移，方需清扫 Ⅲ 水平）[6]	Ⅰ 类	A 级

二、讨论

1948 年，Patey 首次报道在进行 Halsted 根治手术时保留胸大肌，仅切除胸小肌，以保存胸壁较好的外形与功能[7]。1951 年，Auchincloss 提出同时保留胸大、小肌，两者被称为改良根治术。尤其是 Auchincloss 术式不仅能够达到 R0 切除的目的，同时还具有减少胸肌支配神经损伤的优点，使其在临床获得更为广泛的应用[8]。

专家组共同讨论了 Auchincloss 术式的体位、切口设计、皮瓣游离层次和范围、术中需要切除及保留的组织、手术技巧及并发症处理等,并达成共识(手术步骤及注意事项详见附录)。

在对胸肌筋膜的处理上,传统术式要求切除胸大肌筋膜,以防止肿瘤经筋膜淋巴管发生转移,并去除肿瘤在手术过程中脱落的肿瘤细胞。专家组认为,目前尚无证据证明切除胸肌筋膜可以提高局部控制率。同时,考虑到切除胸肌筋膜并无太多不利影响,专家组讨论后仍然推荐切除胸大肌筋膜。近胸骨旁的第 2、3 肋间有胸廓内动脉穿支动脉,应注意结扎或电凝止血,从胸大肌穿出的多支细小穿支血管是造成术后出血的原因之一,应充分止血。

1955 年,Berg 依据胸小肌上缘和下缘将腋淋巴结分为 3 个水平,其中第 I 水平位于胸小肌下缘以外,第 II 水平在胸小肌后方(胸小肌下缘和上缘之间),胸小肌上缘以内为第 III 水平(锁骨下区域)[9]。专家组同意针对具有 Auchincloss 手术适应证的患者行第 II 水平淋巴结清扫,至少应切除 ≥ 10 枚淋巴结才能完成准确的病理学 N 分期[2]。

在清扫腋淋巴结时应注意保护与胸背动脉伴行的胸背神经及贴近胸壁走行的胸长神经,这两支神经均支配相应肌肉的运动,前者损伤会导致背阔肌萎缩,后者损伤会导致前锯肌萎缩而影响生活质量。肋间臂神经主管上臂内侧的感觉,切除肋间臂神经可引起该区域的麻木、感觉减退或感觉丧失[10],手术过程中应予以保留;若与淋巴结粘连,考虑肿瘤安全性,可予以切除。

改良根治术常见的术后并发症包括术后出血、刀口感染、皮瓣坏死、皮下积液、皮肤感觉异常和患侧上肢水肿等。术中充分止血和术后持续负压引流能够减少术后出血、皮下积液及患侧上肢淋巴水肿的发生。近几年,改良根治术后上肢淋巴水肿越来越受到大家的关注,上肢淋巴水肿的主要原因是上肢淋巴回流障碍。其中腋淋巴结清扫、放疗是主要诱因，高危因素包括肥胖、术后感染和腋窝血清肿的形成等[11]。对于接受腋窝淋巴结清扫的患者，预防上肢淋巴水肿的措施包括减少腋窝血清肿的形成、避免术后感染、提高精确定位的放疗技术、科学指导上肢功能锻炼、减少患侧上肢过度负重和避免患侧上肢静脉穿刺等诱发因素。严重的上肢淋巴水肿须通过综合治疗甚至手术治疗。

（执笔：焦得闯　朱久俊　秦　丽　郭旭辉　赵亚杰　陈秀春

王承正　卢振铎　李连方　崔树德　刘真真）

附件 1　投票情况

本指南投票委员会成员共 81 名，其中乳腺外科专业医师 66 人(81.5%)，肿瘤内科专业医师 4 人(4.9%)，医学影像科专业医师 4 人(4.9%)，病理科专业医师 1 人(1.2%)，妇产科专业医师 1 人(1.2%)，放疗科专业医师 2 人(2.4%)，流行病学专业医师 3 人(3.7%)。

附件 2　乳腺癌改良根治术操作意见

1. 术前准备　同一般手术，确定无手术禁忌证。签署知情同意书。
2. 体位选择　患者仰卧位，患侧上肢外展 90°。
3. 麻醉　推荐行全身麻醉。

4. 操作过程

（1）切口：横行切口有利于隐蔽手术瘢痕。切口应包括乳头乳晕复合体及肿瘤表面皮肤，并切除穿刺针道。切缘距肿瘤边缘应 >2cm 以保证皮肤切缘安全。切口设计推荐采用平行四边形法或 S 形，以降低皮肤张力利于缝合，皮肤切口内侧一般不宜超过胸骨中线。外侧切口应尽量避免进入腋窝，以减少瘢痕牵缩影响上肢活动。

（2）皮瓣游离：皮瓣游离范围以可完全切除乳腺腺体为原则。一般上界在锁骨下方 1~2cm，下界至肋弓水平，内侧界在胸骨旁线，外侧界至背阔肌前缘。皮瓣游离应在乳房组织浅筋膜浅层进行，在分离过程中保留真皮下血管网是皮瓣存活的基本条件。选择高频电刀分离皮瓣具有减少出血、术野清晰的优点。在顺利完成皮瓣分离的前提下，推荐选择较低的输出功率以避免热损伤。

（3）腺体切除：皮瓣分离完成后，将全部腺体、胸大肌筋膜一同切除。术中应避免损伤胸大肌纤维。近胸骨旁的第 2、3 肋间有胸廓内动脉穿支动脉，应注意结扎或电凝止血，从胸大肌穿出的多支细小穿支血管损伤是造成术后出血的原因之一，应充分止血。

（4）腋淋巴结分期：将乳腺向外翻起并拉紧，同时向内牵拉胸大肌形成对应张力，沿胸大肌外缘与乳腺组织分界处切开，在胸大肌上中 1/3 附近可见胸肩峰动脉胸肌支从胸小肌后方绕胸小肌外缘进入胸大肌，该血管周围的脂肪淋巴组织即为胸肌间淋巴结（Rotter 淋巴结），锐性分离胸大、小肌间的间隙以完成该区域淋巴结清扫。同时应注意保护支配胸大肌的神经，避免损伤。在胸大肌与背阔肌间切开深筋膜可良好显露腋静脉。向内侧牵开胸大肌和胸小肌，锐性分离腋静脉表面的脂肪结缔组织可清晰显露胸肩峰动脉起始部，并完成第Ⅱ水平淋巴结清扫。第Ⅱ水平的内侧界线为胸小肌上缘（即胸肩峰动脉起始部),上界为腋静脉,肩胛下动脉起始部为第Ⅰ水平的外侧界线标记。胸外侧动脉起始部相当于胸小肌下缘,该动脉与肩胛下动脉构成第Ⅰ水平的内侧和外侧界线,并与胸肩峰动脉构成第Ⅱ水平的外侧和内侧界线。根部结扎切断胸外侧动脉是第Ⅱ水平淋巴结清扫的必要步骤。肩胛下动脉主干周围的肩胛下组淋巴结属于第Ⅰ水平切除范围。从内到外或从外到内完整清扫上述区域的淋巴脂肪组织,最终连同乳腺腺体一同切除。

(5)止血和引流:切除乳腺组织并完成腋窝淋巴结清扫后,应确认止血是否彻底,腋下和胸骨旁各放置一根多孔引流管,抽吸引流管为负压状态。敷料覆盖伤口,酌情加压包扎。

5. 注意事项

(1)切口设计:在切缘安全的情况下,应考虑上、下皮瓣宽度对称合理,并留有足够的皮瓣以减少缝合张力,其中横行切口有利于乳房重建隐蔽手术瘢痕。

(2)淋巴结清扫:伴有腋淋巴结转移的早期乳腺癌患者推荐选择第Ⅱ水平清扫术。应检出 ≥ 10 枚淋巴结才能准确评价腋淋巴结状况。锁骨下方 2cm 横行切开胸大肌可以更为充分地显露锁骨下区域,在直视下实施第Ⅲ水平淋巴结清扫。此方式更适宜肥胖患者选择。

参考文献

[1] YANG B, REN G, SONG E, et al. Current status and factors influencing surgical options for breast cancer in china: a nationwide cross-sectional survey of 110 hospitals [J]. Oncologist, 2020, 25 (10): e1473-e1480.

[2] 中华医学会外科学分会乳腺外科学组 . 乳腺癌改良根治术专家共识及手术操作指南 (2018 版)[J].

中国实用外科杂志, 2018, 38 (8): 851-854.

[3] STEWART F. Amputation of the breast by a transverse incision [J]. Ann Surg, 1915, 62 (2): 250-251.

[4] 黎介寿, 吴孟超, 黄志强. 普通外科手术学 [M]. 2 版. 北京: 人民军医出版社, 2007.

[5] HALSTED W I. The results of operations for the cure of cancer of the breast performed at the johns hopkins hospital from june, 1889, to january, 1894 [J]. Ann Surg, 1894, 20 (5): 497-555.

[6] GRADISHAR W J, ANDERSON B O, ABRAHAM J, et al. Breast cancer, Version 3. 2020, NCCN clinical practice guidelines in oncology [J]. J Natl Compr Canc Netw, 2020,18(4):452-478.

[7] PATEY D, DYSON W. The prognosis of carcinoma of the breast in relation to the type of operation performed [J]. Br J Cancer, 1948, 2 (1): 7-13.

[8] AUCHINCLOSS H. Significance of location and number of axillary metastases in carcinoma of the breast [J]. Ann Surg, 1963, 158 (1): 37-46.

[9] BERG J. The significance of axillary node levels in the study of breast carcinoma [J]. Cancer, 1955, 8 (4): 776-778.

[10] WARRIER S, HWANG S, KOH C, et al. Preservation or division of the intercostobrachial nerve in axillary dissection for breast cancer: Meta-analysis of randomised controlled trials [J]. Breast (Edinburgh, Scotland), 2014, 23 (4): 310-316.

[11] PASKETT E D, DEAN J A, OLIVERI J M, et al. Cancer-related lymphedema risk factors, diagnosis, treatment, and impact: a review [J]. J Clin Oncol, 2012, 30 (30): 3726-3733.

第十八章
妊娠相关乳腺癌临床实践指南

妊娠相关乳腺癌（pregnancy-associated breast cancer，PABC）是指妊娠期乳腺癌（breast cancer in pregnancy，BCP）和产后乳腺癌（postpartum breast cancer，PBC），由于诊疗过程需要兼顾母亲疗效和胎儿安全，从而成为临床医师关注的热点问题。伴随中国女性生育年龄的增长和生育政策的改变，PABC 受到更多关注。为规范 PABC 临床诊治流程，中华医学会外科学分会乳腺外科学组在《妊娠相关性乳腺癌临床诊治专家共识(2020 版)》的基础上，参照 GRADE 系统对 PABC 的临床研究证据质量进行评价，并结合我国患者临床特点及中国乳腺外科临床实践的可及性，制定《妊娠相关乳腺癌临床实践指南(2021 版)》，为国内乳腺外科医师临床工作提供参考。本指南提供的建议主要基于目前良好的前瞻性和回顾性队列研究、meta 分析，以及国际公认或国家级学会或协会已发表的指南和共识等。临床医师在建议 PABC 患者是否继续妊娠或哺乳之前应详细分析治疗方案的潜在益处和风险，权衡利弊，并尊重患者的意愿。

一、推荐意见

1. 诊断方法

PBC 的诊断方法与非妊娠相关乳腺癌相同。

诊断方法	证据等级	推荐强度
1.1　BCP 乳腺检查方法		
1.1.1　乳腺超声[1-3]	I 类	A 级
1.1.2　空芯针穿刺活检[4-6]	I 类	A 级
1.2　BCP 远隔部位检查		
1.2.1　腹部超声[3,7-8]	I 类	A 级
1.2.2　禁用核素扫描[7]	I 类	A 级

2. 治疗原则

PBC 治疗原则与非妊娠相关乳腺癌相同。

BCP 治疗原则	证据等级	推荐强度
2.1　BCP 治疗时机:妊娠中晚期[4,7-10]	Ⅰ类	A 级
2.2　BCP 外科治疗		
2.2.1　乳腺癌改良根治术[7-8,11-12]	Ⅰ类	A 级
2.2.2　乳腺癌保乳手术 a[11,13]	Ⅱ类	A 级
2.3　BCP 其他治疗		
2.3.1　妊娠期禁用他莫昔芬内分泌治疗[4,8]	Ⅰ类	A 级
2.3.2　妊娠期禁用抗 HER2 靶向治疗[5,8,14-15]	Ⅰ类	A 级
2.3.3　妊娠期禁用放射治疗[5,8]	Ⅰ类	A 级

注:a 需充分考虑放疗时机。

3. 哺乳

哺乳	证据等级	推荐强度
3.1　化疗期间禁止哺乳[7,16-17]	Ⅰ类	A 级
3.2　内分泌治疗期间禁止哺乳[7]	Ⅰ类	A 级
3.3　靶向治疗期间禁止哺乳[7]	Ⅰ类	A 级

二、讨论

　　文献中 PABC 的定义略有不同,大多数学者认为 PABC 是指妊娠期间确诊的乳腺癌即 BCP 和产后 1 年内确诊的乳腺癌即 PBC[4,18-19]。BCP 处于妊娠这一特殊时期,诊疗需同时考虑母亲的疗效及胎儿的安全;PBC 除哺乳以外,患者诊治原则可以参照非妊娠相关乳腺癌(non-pregnancy-associated breast cancer,non-PABC)执行,本指南更多涉及 BCP 的诊治原则。

　　中国女性乳房多为致密型腺体,妊娠期乳腺腺体组织充血肿胀导致腺体密度进一步增加。因此,专家组优先推荐选择乳腺超声评估妊娠期女性乳腺及腋窝淋巴结情况[1-3]。乳腺 X 线辐射剂量约 3mGy,对子宫及胎儿的估计辐射剂量小于 0.03μGy,远低于胎儿致畸辐射暴露阈值 50~100mGy,腹部屏蔽可使胎儿辐射暴露剂量进一步减少[5,20-21]。但是,由于妊娠期乳腺腺体致密,乳腺 X 射线摄影对病灶评价敏感度可能会受到影响[12]。基于妊娠期间乳腺 X 射线摄影检查的临床价值缺少高级别证据支持,专家组未提出具体推荐意见。乳腺增强 MRI 的钆类造影剂可穿过胎盘屏障,具有潜在致畸作用[22],故妊娠期禁用乳腺增强 MRI。2020 年 NCCN 乳腺癌临床实践指南明确指出妊娠期禁用 CT 扫描和核素扫描[7],专家组基于文献证据,提出 BCP 患者可选择腹部超声和腹部屏蔽下的胸部 X 线检查作为远隔部位转移的筛查[3,7-8]。临床腋窝淋巴结阳性或 T3 患者可考虑行胸部和腰椎 MRI 平扫[7]。但临床医师必须注意,由于妊娠期女性影像学检查方法选择受限,远隔部位转移病灶存在评估不足的可能性。

　　美国放射学会(American College of Radiology,ACR)专家认为,哺乳期女性乳腺检查方法首选乳腺超声检查,乳腺 X 射线摄影及乳腺 MRI 可作为补充[23]。文献报道,哺乳期使用碘造影剂及钆造影剂可能是安全的,检查前需排空乳汁以尽可能减少乳汁分泌对影像学诊断的影响,检查完成排乳12~24 小时后可继续哺乳[24]。PBC 患者如不考虑哺乳问题,其全身评估方法与 non-PABC 相同。如继续哺乳,骨扫描及 PET/CT 使用的放射性核素虽无明确证据对婴儿有害[25],临床仍需谨慎选择。

针对乳腺影像学检查 BI-RADS 4 类、5 类及 BI-RADS 3 类伴有危险因素的患者选择 CNB 进行组织病理评价已经获得广泛共识[4-6],专家组推荐妊娠期或哺乳期女性在无禁忌证的情况下接受 CNB 检查,以获得病理组织学诊断。

必须强调,手术应激反应及抗癌药物等治疗方法均可能对发育中的胎儿造成影响。研究表明,妊娠早期(孕周 ≤ 13^{+6} 周)进行乳腺癌手术的流产风险增加,化疗导致胎儿畸形率达 20%[8],专家组认为,针对妊娠早期患者制订治疗方案需要特别谨慎。BCP 治疗需同时考虑母亲的疗效及胎儿的安全,应根据患者的临床分期、肿瘤生物学特点及孕周制订不同的治疗方案,强调 MDT 的患者个体化管理,并充分尊重患者意愿。文献报道,终止妊娠不能改善妊娠中晚期 BCP 患者的预后,可根据病情进行乳腺癌治疗[4,7-10]。终止妊娠的指征可参考正常孕妇的指征。

乳腺癌改良根治术是 BCP 患者的标准手术方式[7-8,11-12]。Ⅰ期和Ⅱ期 BCP 患者保乳手术与乳腺切除术术后生存率相似[11,13]。基于放疗对胎儿有明确的致畸等损伤风险[5,8],专家组建议选择乳腺癌保乳手术前需充分考虑术后放疗时机。前哨淋巴结活检示踪剂 ^{99m}Tc 标记的硫胶体对发育中的胎儿相对安全[26],但是提供安全性数据的研究证据不高[27-28]。异硫蓝及亚甲蓝等染料示踪剂可能引起母体的过敏反应,其安全性在妊娠期女性中尚未明确[7-8,19]。由于妊娠期乳房外形的改变及增加麻醉手术时间等情况,专家组不推荐针对 BCP 患者实施一期乳房重建。PBC 手术治疗原则可以参考 non-PABC,但临床医师需注意哺乳期乳房形态发生改变的可能性,谨慎选择保乳手术及一期重建手术。

专家组指出,目前缺乏妊娠期接受化疗患者及新生儿结局的大数据长期随访资料,妊娠期化疗需谨慎。研究表明,化疗可能导致妊娠期高血压、胎儿宫内生长受限、新生儿出生体质量减轻及早产等问题[11,29]。妊娠早期接受化疗尤其易导致早产和畸形[5,8]。针对必须接受化疗的 BCP 患者建议与产科医师进行讨论,完善胎儿畸形筛查,共同评估后制订化疗方案。原则上推荐化疗在妊娠中晚期进行[5,7-11]。孕 35 周后或计划分娩前 3 周内不应进行妊娠期化疗,以避免分娩时发生血液学并发症[4,7-8]。

一项基于 160 例妊娠期接受蒽环类化疗药物治疗的研究结果显示,妊娠中晚期使用剂量低于 $70mg/m^2$ 的多柔比星引起胎儿畸形、死亡和自然流产等风险较低[30]。另一项评估产前暴露于化疗药物(其中 53 名孕妇暴露于蒽环类药物)的 70 名出生时、18 个月、5~6 岁、8~9 岁、11~12 岁、14~15 岁及 18 岁儿童发育状况的研究结果显示,产前接受化疗与中枢神经系统、心脏、听觉或一般生长发育受损无关,认知障碍可能与早产有关;暴露于蒽环类药物的儿童,心脏收缩和舒张功能均在正常范围内[31]。因此,BCP 患者应谨慎选用以蒽环类药物为基础的化疗方案[8,11,30-32]。紫杉烷类已获得欧洲肿瘤内科学会(European Society for Medical Oncology,ESMO)的认可[8],但是 2020 年 NCCN 乳腺癌临床实践指南指出尚无足够安全性证据支持推荐妊娠期间常规使用紫杉醇[7]。建议化疗剂量按照实际体表面积计算,不建议剂量密集方案[5,33]。

他莫昔芬易导致胎儿畸形、阴道出血和流产,BCP 患者在妊娠期间禁用他莫昔芬内分泌治疗[4,8]。研究表明,胎盘组织及胎儿肾组织中均有 HER2 表达,曲妥珠单抗对胎儿肾细胞的毒性作用可导致羊水减少,应在产后给药[5,8,14-15]。妊娠期间放疗可能增加胎儿宫内生长受限、精神发育迟滞、胎儿患癌等风险,甚至导致胎儿死亡[5,8]。因此,BCP 患者在妊娠期间禁用他莫昔芬内分泌治疗、抗 HER2 靶向治疗和放疗。

PBC 治疗原则与 non-PABC 相似,但需考虑治疗对哺乳产生的影响。目前无明确证据证明哺乳期进行乳腺手术需终止哺乳,可于术前排空乳汁,术后健侧乳房继续哺乳[34]。多柔比星、紫杉烷类、铂类、环磷酰胺等均可进入母乳,化疗时禁止哺乳[7,16-17]。内分泌治疗期间、抗 HER2 靶向治疗期间及靶向治疗完成 6 个月内禁止哺乳[7]。放疗可能引起乳汁质量下降、皮肤毒性、皮肤皲裂、难治性乳腺炎等,继而导致哺乳困难[7,12],因此放疗期间不建议哺乳。

PABC 患者通常较年轻,应考虑排除遗传性乳腺癌的可能,指导患者生育及下一代遗传性乳腺癌相关风险管理。PABC 患者除定期乳腺科随访外,建议增加其子女儿童保健等专科的随访,建立产前接受治疗的婴儿健康状况的长期随访资料,从而增加两代人随访资料的积累。

(执笔:陈 青　邱依然　张明迪　朱 玮　顾蔚蓉　吴克瑾)

附件　投票情况

本指南投票委员会成员共 77 名,其中乳腺外科专业医师 63 人(81.8%),妇产科专业医师 1 人(1.3%),肿瘤内科专业医师 3 人(3.9%),医学影像科专业医师 4 人(5.2%),病理科专业医师 2 人(2.6%),放射治疗专业医师 2 人(2.6%),流行病学专业医师 2 人(2.6%)。

[1] Committee on Obstetric Practice. Committee Opinion No. 723: guidelines for diagnostic imaging during pregnancy and lactation [J]. Obstet Gynecol, 2017, 130 (4): e210-e216.

[2] ROBBINS J, JEFFRIES D, ROUBIDOUX M, et al. Accuracy of diagnostic mammography and breast ultrasound during pregnancy and lactation [J]. AJR Am J Roentgenol, 2011, 196 (3): 716-722.

[3] TORLONI M R, VEDMEDOVSKA N, MERIALDI M, et al. Safety of ultrasonography in pregnancy: WHO systematic review of the literature and meta-analysis [J]. Ultrasound Obstet Gynecol, 2009, 33 (5): 599-608.

[4] AMANT F, LOIBL S, NEVEN P, et al. Breast cancer in pregnancy [J]. Lancet, 2012, 379 (9815): 570-579.

[5] LOIBL S, SCHMIDT A, GENTILINI O, et al. Breast cancer diagnosed during pregnancy: adapting recent advances in breast cancer care for pregnant patients [J]. JAMA Oncol, 2015, 1 (8): 1145-1153.

[6] SHANNON J, DOUGLAS-JONES A G, DALLIMORE N S. Conversion to core biopsy in preoperative diagnosis of breast lesions: is it justified by results？ [J]. J ClinPathol, 2001, 54 (10): 762-765.

[7] National Comprehensive Cancer Network. NCCN clinical practice guidelines in oncology :breast cancer, Version 6, 2020 [EB/OL].(2020-09-08) [2020-10-06]. https://www. nccn. org/professionals/ physician_gls/default. aspx.

[8] PECCATORI F A, AZIM HA J R, ORECCHIA R, et al. Cancer, pregnancy and fertility: ESMO Clin-

ical Practice Guidelines for diagnosis, treatment and follow-up [J]. Ann Oncol, 2013, 24 (Suppl 6): vi160-170.

[9] RING A E, SMITH I E, JONES A, et al. Chemotherapy for breast cancer during pregnancy: an 18-year experience from five London teaching hospitals [J]. J ClinOncol, 2005, 23 (18): 4192-4197.

[10] AMANT F, VANDENBROUCKE T, VERHEECKE M, et al. International Network on Cancer, Infertility, and Pregnancy (INCIP). Pediatric outcome after maternal cancer diagnosed during pregnancy [J]. N Engl J Med, 2015, 373 (19): 1824-1834.

[11] LOIBL S, HAN S N, VON MINCKWITZ G, et al. Treatment of breast cancer during pregnancy: an observational study [J]. Lancet Oncol, 2012, 13 (9): 887-896.

[12] SHACHAR S S, GALLAGHER K, MCGUIRE K, et al. Multidisciplinary management of breast cancer during pregnancy [J]. Oncologist, 2017, 22 (3): 324-334.

[13] ANNANE K, BELLOCQ J P, BRETTES J P, et al. Infiltrative breast cancer during pregnancy and conservative surgery [J]. Fetal DiagnTher, 2005, 20 (5): 442-444.

[14] ZAGOURI F, SERGENTANIS T N, CHRYSIKOS D, et al. Trastuzumab administration during pregnancy: a systematic review and meta-analysis [J]. Breast Cancer Res Treat, 2013, 137 (2): 349-357.

[15] LAMBERTINI M, MARTEL S, CAMPBELL C, et al. Pregnancies during and after trastuzumab and/or lapatinib in patients with human epidermal growth factor receptor 2-positive early breast cancer: analysis from the NeoALTTO (BIG 1-06) and ALTTO (BIG 2-06) trials [J]. Cancer, 2019, 125 (2):

307-316.

[16] PISTILLI B, BELLETTINI G, GIOVANNETTI E, et al. Chemotherapy, targeted agents, antiemetics and growth-factors in human milk: how should we counsel cancer patients about breastfeeding ? [J]. Cancer Treat Rev, 2013, 39 (3): 207-211.

[17] GRIFFIN S J, MILLA M, BAKER T E, et al. Transfer of carboplatin and paclitaxel into breast milk [J]. J Hum Lact, 2012, 28 (4): 457-459.

[18] AZIM HA J R, SANTORO L, RUSSELL-EDU W, et al. Prognosis of pregnancy-associated breast cancer: a meta-analysis of 30 studies [J]. Cancer Treat Rev, 2012, 38 (7): 834-842.

[19] BAE S Y, KIM K S, KIM J S, et al. Neoadjuvant chemotherapy and prognosis of pregnancy-associated breast cancer: a time-trends study of the Korean breast cancer registry database [J]. J Breast Cance, 2018, 21 (4): 425-432.

[20] REYES E, XERCABINS N, SAURA C, et al. Breast cancer during pregnancy: matched study of diagnostic approach, tumor characteristics, and prognostic factors [J]. Tumori, 2020, 106 (5): 378-387.

[21] SECHOPOULOS I, SURYANARAYANAN S, VEDANTHAM S, et al. Radiation dose to organs and tissues from mammography: Monte Carlo and phantom study [J]. Radiology, 2008, 246 (2): 434-443.

[22] RAY J G, VERMEULEN M J, BHARATHA A, et al. Association between MRI exposure during pregnancy and fetal and childhood outcomes [J]. JAMA, 2016, 316 (9): 952-961.

[23] DIFLORIO-ALEXANDER R M, SLANETZ P J, MOY L, et al. ACR Appropriateness Criteria (®)

breast imaging of pregnant and lactating women [J]. J Am CollRadiol, 2018, 15 (11S): S263-S275.

[24] ACR Committee on Drugs and Contrast Media. Administration of contrast media to women who are breastfeeding [EB/OL].(2021-07-14)[2021-08-08]. https://www. acr. org/-/media/ACR/Files/Clinical-Resources/Contrast_Media. pdf.

[25] LEIDE-SVEGBORN S, AHLGREN L, JOHANSSON L, et al. Excretion of radionuclides in human breast milk after nuclear medicine examinations. Biokinetic and dosimetric data and recommendations on breastfeeding interruption [J]. Eur J Nucl Med Mol Imaging, 2016, 43 (5): 808-821.

[26] GENTILINI O, CREMONESI M, TRIFIRO G, et al. Safety of sentinel node biopsy in pregnant patients with breast cancer [J]. Ann Oncol, 2004, 15 (9): 1348-1351.

[27] PANDIT-TASKAR N, DAUER L T, MONTGOMERY L, et al. Organ and fetal absorbed dose estimates from ^{99}mTc-sulfurcolloid lymphoscintigraphy and sentinel node localization in breast cancer patients [J]. J Nucl Med, 2006, 47 (7): 1202-1208.

[28] GENTILINI O, CREMONESI M, TOESCA A, et al. Sentinel lymph node biopsy in pregnant patients with breast cancer [J]. Eur J Nucl Med Mol Imaging, 2010, 37 (1): 78-83.

[29] PECCATORI F A, LAMBERTINI M, SCARFONE G, et al. Biology, staging, and treatment of breast cancer during pregnancy: reassessing the evidences [J]. Cancer Biol Med, 2018, 15 (1): 6-13.

[30] GERMANN N, GOFFINET F, GOLDWASSER F. Anthracyclines during pregnancy: embryo-fetal outcome in 160 patients [J]. Ann Oncol, 2004, 15 (1): 146-150.

[31] AMANT F, VAN CALSTEREN K, HALASKA M J, et al. Long-term cognitive and cardiac outcomes after prenatal exposure to chemotherapy in children aged 18 months or older: an observational study [J]. Lancet Oncol, 2012, 13 (3): 256-264.

[32] DE HAAN J, VERHEECKE M, VAN CALSTEREN K, et al. International Network on Cancer and Infertility Pregnancy (INCIP). Oncological management and obstetric and neonatal outcomes for women diagnosed with cancer during pregnancy: a 20-year international cohort study of 1170 patients [J]. Lancet Oncol, 2018, 19 (3): 337-346.

[33] CARDONICK E, IACOBUCCI A. Use of chemotherapy during human pregnancy [J]. Lancet Oncol, 2004, 5 (5): 283-291.

[34] JOHNSON H M, MITCHELL K B. Breastfeeding and breast cancer: managing lactation in survivors and women with a new diagnosis [J]. Ann Surg Oncol, 2019, 26 (10): 3032-3039.

第十九章
乳腺癌术后乳房重建临床实践指南

乳房缺失给乳腺癌患者带来心理创伤,严重影响患者生活质量,针对具有适应证的乳腺癌患者实施乳房重建已经在国内外获得广泛认同。为推动中国乳腺癌术后乳房重建的规范化进程,中华医学会外科学分会乳腺外科学组通过文献调研与专家讨论,确定了乳腺癌术后乳房重建临床实践的关键问题,参照 GRADE 系统对相关文献证据进行评价,结合中国临床实践可及性,制定《乳腺癌术后乳房重建临床实践指南(2021 版)》,为中国乳腺外科医师提供借鉴和参考。

一、推荐意见

1. 适应证

适应证	证据等级	推荐强度
乳腺癌行乳房切除术,有乳房再造需求的患者[1-2]	Ⅱ类	A级

2. 禁忌证

禁忌证	证据等级	推荐强度
2.1　绝对禁忌证:炎性乳腺癌[3]	Ⅱ类	A级
2.2　相对禁忌证:吸烟和肥胖[2,4-8]	Ⅱ类	A级

3. 乳房重建的手术时机

手术时机	证据等级	推荐强度
3.1　即刻重建[2,9]	Ⅱ类	A级
3.2　延期重建[2,9]	Ⅱ类	A级
3.3　延迟即刻重建[10-13]	Ⅱ类	A级

4. 自体组织乳房重建方式

	自体组织乳房重建方式	证据等级	推荐强度
4.1	TRAM（transverse rectus abdominis myocutaneous）皮瓣重建[14-16]	Ⅱ类	A 级
4.2	DIEP（deep inferior epigastric perforator）皮瓣重建[14-15,17]	Ⅱ类	A 级
4.3	LDF（latissimus dorsi flap）皮瓣重建[14-15,18]	Ⅱ类	A 级

5. 假体乳房重建方式

	假体乳房重建方式	证据等级	推荐强度
5.1	即刻假体植入重建（一步法）[9,15,19]	Ⅱ类	A 级
5.2	组织扩张器 - 更换假体（二步法）[9,15,19]	Ⅱ类	A 级

6. 自体组织联合假体乳房重建方式

自体组织联合假体乳房重建方式	证据等级	推荐强度
背阔肌肌皮瓣联合假体重建[20-21]	Ⅱ类	A 级

7. 乳房重建常用被覆材料

乳房重建常用被覆材料	证据等级	推荐强度
7.1　脱细胞真皮基质(acellular dermal matrix, ADM)[22-24]	Ⅱ类	A级
7.2　钛化物包裹的聚丙烯网片(titanium-coated polypropylene mesh, TCPM)[23-24]	Ⅱ类	A级

二、讨论

乳腺癌是中国女性发病率最高的恶性肿瘤[25],随着国内乳腺癌筛查和早期诊断水平的提高,约30%的早期乳腺癌患者可以通过保乳手术提高生活质量,然而还有60%以上的乳腺癌患者需接受乳房切除手术[26-27]。乳房缺失给乳腺癌患者带来极大的心理创伤并严重影响其生活质量,乳房重建有利于帮助女性患者重新树立信心,改善自身及家庭的生活质量。

根据中国抗癌协会乳腺癌专业委员会和中华医学会外科学分会乳腺外科学组调查,约有10%乳腺切除术后患者接受了乳房重建手术[26]。NCCN指南提出所有接受乳房切除的乳腺癌患者都可以选择乳房重建手术[1-2],同时指出炎性乳腺癌是乳房重建的绝对禁忌证[2-3],吸烟和肥胖是乳房重建的相对禁忌证[2,4-8]。无论选择假体重建还是自体组织重建,吸烟和肥胖均会增加各类乳房重建并发症的风险[2,4-8]。除此之外,局部晚期乳腺癌、既往放疗史、伴远处转移的Ⅳ期乳腺癌及合并结缔组织病均非乳房重建的禁忌证。专家组认为,基于局部晚期乳腺癌乳房切除术后需要接受放疗的原因,乳房重建手术计划可考虑延迟至放疗结束后进行或乳房切除时置入组织扩张器,待放疗结束后取出扩张器并更换假体完成重建(二步法)[28-29]。接受放疗后的患者实施乳房重建可能增加并发症发生率,并影响重建效果,应引起临床重视[30-31];如局部晚期乳腺癌、既往放疗史、伴远处转移的Ⅳ期乳腺癌及合并结缔组织病患者有强烈重建意愿,可根据实际情况实施乳房重建手术,但目前尚无高级别循证医学证据支持。

专家组强调,乳腺癌术后乳房重建必须坚持肿瘤学安全的原则,达到局部 R₀ 切除是必须遵循的外科基本原则,包括皮肤切缘在内的手术区域无肿瘤残留是乳房切除手术和整形手术的必要前提。乳腺癌患者乳房重建应以提高生存率为基础,再考虑美观。临床医师应坚持根治基础上的美容,而非美容基础上的根治。任何乳房重建手术都不能影响患者接受规范的乳腺癌系统治疗。专家组认为应针对拟接受乳房重建的患者进行 MDT,并制订个体化乳房重建方案,选择适合的乳房重建时机和方法。

乳房重建可按时机分为即刻乳房重建、延期乳房重建及延迟即刻乳房重建。即刻乳房重建是在乳房切除手术的同时完成乳房重建[9],最大程度保留乳房美学元素,以达到最佳美容效果;延期乳房重建一般在手术 1 年后,或放疗后半年以上再行乳房重建,可避免放疗对乳房重建的不利影响[9];延迟即刻重建,先置入组织扩张器,最大限度地保留乳房区域皮肤和美学结构[10],对于确定不需要放疗的患者,术后短期内可行乳房重建手术,对于需要接受放疗的患者,可于放疗后半年再行重建[13]。根据牛津大学统计资料,有30%~40%乳腺癌患者接受乳房切除手术,其中50%患者接受乳房重建手术,即刻乳房重建约占乳房重建手术的70%~80%[32]。根据复旦大学统计资料,乳腺切除术后乳房重建手术比例为10.7%,其中即刻重建占67.6%、延期重建占32.4%[26]。专家组讨论后一致认为,对于不需要乳房切除术后放疗(post-mastectomy radiation therapy,PMRT)的患者,推荐选择即刻乳房重建或延迟即刻乳房重建;对于术中不能确定腋窝淋巴结状态,无法判断是否需要PMRT的患者,推荐选择延迟即刻乳房重建;对于已确定需PMRT的患者,推荐选择延期乳房重建。

自体组织皮瓣重建是乳房重建的主要方法之一[14-15],手术常用的自体组织瓣有横行腹直肌肌皮瓣(transverse rectus abdominis myocutaneous flap,TRAM)[33]、腹壁下动脉穿支皮瓣(deep inferior epigastric perforator,DIEP)[17]、背阔肌肌皮瓣(latissimus dorsi flap,LDF)[18]。自体组织重建中TRAM适合于各种类型的乳房重建,其缺点是可能造成腹壁缺损,导致腹壁疝[34];DIEP重建减少了腹壁损伤,但需要术者具备血管吻合的技术;LDF仅适用于中小体积乳房重建。专家组认为,自体组织皮瓣重建中,术前和术中移植皮瓣血供状态的判断尤为重要,这是保证移植成功最重要的因素。在自体皮瓣供区的选择中,应遵循血供优先原则、经济原则和节省供区原则。对于有生育要求的年轻乳腺癌患者,则不建议采用TRAM进行乳房重建。

近年来,脂肪移植技术也被应用到乳腺癌术后乳房重建中。2009年,美国整形外科医师学会(American Society of Plastic Surgeons,ASPS)对脂肪移植技术进行评估,解除了脂肪移植技术应用于乳房填充的禁令[35-36]。大量基础研究发现,由于移植脂肪细胞中含有干细胞组分[37],有促进肿瘤细胞转移的可能。因此脂肪移植技术的肿瘤安全性是临床外科医师普遍关注的重要问题。目前绝大多数临床试验未发现脂肪移植技术明确增加乳腺癌患者肿瘤复发或转移的风险[38]。专家组一致认为脂肪移植技术可以运用到乳腺癌术后乳房重建手术,并带来临床获益,应尽快组织开展多中心临床合作研究,以得到更高级别的循证医学证据。

在所有的重建方式中,假体乳房重建是乳腺癌术后最常见的手术方式[14-15]。欧洲百万妇女调查显示,30%的乳腺癌患者接受了乳房切除术,其中约50%行重建手术,假体重建约占所有重建手术的80%[32]。复旦大学附属肿瘤医院吴炅教授团队研究显示,假体重建占国内所有乳房重建手术的65.7%[26]。假体重建包括一步法重建和扩张器-假体置换二步法重建[14,19]。一步法重建适合皮肤缺损较小、皮下组织较厚的乳腺癌患者;二步法重建适用于术后需要放疗或皮肤缺损较大的乳腺癌患者。假体位置的稳定性是手术成功的关键之一,需结合良好的假体覆盖,故保留皮肤的乳房切除术(skin-sparing mastectomy,SSM)和保留乳头乳晕的乳房切除术(nipple-sparing mastectomy,NSM)是乳房切除术后乳房重建的重要前提保障。发表于2015年外科肿瘤学年鉴的荟萃分析显示NSM不显著降低乳腺癌患者肿瘤安全性,是可行的手术方式[39]。专家组一致认为,乳房切除术后乳房重建应基于恰当的SSM或NSM。二步法需经过两次手术,可以通过二次手术调整获得更优的再造乳房美学效果。

背阔肌联合假体重建也是乳房重建的术式之一,单纯应用背阔肌肌皮瓣进行乳房再造可能因组织量不足,而不能获得理想的美学效果,需要在背阔肌肌皮瓣下植入假体以补充再造乳房的体积。专家组认为此术式既弥补了单纯使用背阔肌重建组织量不足的缺陷,也能避免假体表面覆盖不足的问题。因此背阔肌肌皮瓣联合假体重建更适合较大乳房的重建。

假体重建中假体覆盖的强度和厚度是决定重建后乳房外观的关键因素。在胸肌后植入假体是目前较为常用的术式[24,40]。缝合胸大肌与前锯肌可有效避免假体外露、假体移位及包膜挛缩。游离胸大肌和部分前锯肌并用其覆盖假体表面，可以增加美学效果。胸肌前植入假体与胸肌后植入假体相比更符合解剖学要求，避免了胸肌损伤，甚至可以重建出较为下垂的乳房形态[41-42]。在需要植入较大假体或胸肌不足以完全覆盖假体时，补片可以起到延伸肌肉和修复乳房下皱襞的作用，同时补片对假体形成无张力覆盖，使乳房下皱襞更加饱满自然。乳房重建手术运用的补片分为两类，生物源性材料如脱细胞真皮基质（acellular dermal matrix，ADM）[22-24]；人工合成材料如钛化物包裹的聚丙烯网片（titanium-coated polypropylene mesh，TCPM）[23-24]。目前国外也有应用补片包裹假体放置于胸肌前的报道，但此术式在国内开展甚少，专家组认为还需要更多高质量多中心临床研究。同时，补片应用虽可以降低乳房重建手术的难度，但增加了术后并发症的发生率。术中应严格遵循无菌原则，以降低感染及其他并发症的风险。

乳腺癌术后乳房重建手术不同于健康女性的乳房美容。乳腺癌手术造成的组织缺损和手术切口的限制均增加了乳房重建手术的难度。为达到较好的乳房重建美容效果，专家组一致认为，重建后还应酌情通过修整手术改善乳房外观，甚至可能需要进行健侧乳房的对称性修复手术。术者术前必须对患者作出准确评估，并与患者充分沟通，使患者认识到乳腺癌术后乳房重建存在一定限制，重建目的在于避免乳房切除术造成的乳房畸形、提高生活质量。

随着乳腺癌诊治理念的进步和中国社会经济文化的发展，乳腺癌患者对乳房的美学要求逐渐增加，接受乳房重建的患者比例逐渐上升[26]。中华医学会外科学分会乳腺外科学组以提高中国乳腺癌术后乳房重建水平为己任,高度重视中国乳腺癌术后乳房重建手术的专业化问题,希望通过搭建良好的多学科合作平台,为提高中国女性乳腺癌的诊治水平做出贡献。

(执笔:李妍霜 杜俊娴 蒋宏传 朱 玮)

附件 投票情况

本指南投票委员会成员共 76 名,其中乳腺外科医师 62 人(81.6%),肿瘤内科医师 4 人(5.3%),医学影像科医师 4 人(5.3%),病理科医师 2 人(2.6%),放疗科医师 2 人(2.6%),流行病学专家 2 人(2.6%)。

参考文献

[1] NICE. Improving outcomes in breast cancer manual update [EB/OL].(2002-08-28)[2020-07-08]. https://www. nice. org. uk/guidance/csg1/resources/improving-outcomes-in-breast-cancer-update-pdf-773371117.

[2] GRADISHAR W J, ANDERSON B O, ABRAHAM J, et al. Breast cancer, Version 3. 2020, NCCN clinical practice guidelines in oncology [J]. J Natl Compr Canc Netw, 2020,18(4):452-478.

[3] CHANG E I, CHANG E I, ITO R, et al. Challenging a traditional paradigm: 12-year experience with autologous free flap breast reconstruction for inflammatory breast cancer [J]. Plast Reconstr Surg, 2015, 135 (2): e262-e269.

[4] FISCHER J P, WES A M, KANCHWALA S, et al. Effect of BMI on modality-specific outcomes in

immediate breast reconstruction (IBR)-a propensity-matched analysis using the 2005-2011 ACS-NSQIP datasets [J]. J Plast Surg Hand Surg, 2014, 48 (5): 297-304.

[5] PANAYI A C, AGHA R A, SIEBER B A, et al. Impact of obesity on outcomes in breast reconstruction: a systematic review and meta-analysis [J]. J Reconstr Microsurg, 2018, 34 (5): 363-375.

[6] SRINIVASA D R, CLEMENS M W, QI J, et al. Obesity and breast reconstruction: complications and patient-reported outcomes in a multicenter, prospective study [J]. Plast Reconstr Surg, 2020, 145 (3): 481e-490e.

[7] TOYODA Y, FU R H, LI L, et al. Smoking as an independent risk factor for postoperative complications in plastic surgical procedures: a propensity score-matched analysis of 36, 454 patients from the NSQIP database from 2005 to 2014 [J]. Plast Reconstr Surg, 2018, 141 (1): 226-236.

[8] GOLTSMAN D, MUNABI N C O, ASCHERMAN J A. The association between smoking and plastic surgery outcomes in 40, 465 patients: an analysis of the American College of Surgeons National Surgical Quality Improvement Program Data Sets [J]. Plast Reconstr Surg, 2017, 139 (2): 503-511.

[9] 中国医师协会外科医师分会乳腺外科医师专委会 (CSBS), 中国抗癌协会乳腺癌专业委员会 (CBCS). 乳腺肿瘤整形与乳房重建专家共识 (2018 年版)[J]. 中国癌症杂志 , 2018, 28 (6): 139-480.

[10] OTTE M, NESTLE-KRÄMLING C, FERTSCH S, et al. Conservative mastectomies and Immediate-DElayed AutoLogous (IDEAL) breast reconstruction: the DIEP flap [J]. Gland Surg, 2016, 5 (1): 24-31.

[11] KRONOWITZ S J. Delayed-immediate breast reconstruction: technical and timing considerations [J].

Plast Reconstr Surg, 2010, 125 (2): 463-474.

［12］ KRONOWITZ S J, HUNT K K, KUERER H M, et al. Delayed-immediate breast reconstruction [J]. Plast Reconstr Surg, 2004, 113 (6): 1617-1628.

［13］ ALBINO F P, PATEL K M, SMITH J R, et al. Delayed versus delayed-immediate autologous breast reconstruction: a blinded evaluation of aesthetic outcomes [J]. Arch Plast Surg, 2014, 41 (3): 264-270.

［14］ Beier J P, Horch R E, Bach A D, et al. Breast reconstruction after breast-cancer surgery [J]. N Eng J Med, 2009, 360 (4): 411-418.

［15］ GARDANI M, BERTOZZI N, GRIECO M P, et al. Breast reconstruction with anatomical implants: a review of indications and techniques based on current literature [J]. Ann Med Surg, 2017, 21: 96-104.

［16］ KIM E K, EOM J S, HWANG C H, et al. Immediate transverse rectus abdominis musculocutaneous (TRAM) flap breast reconstruction in underweight Asian patients [J]. Breast Cancer, 2014, 21 (6): 693-697.

［17］ ADAM H, DOCHERTY SKOGH A C, EDSANDER NORD Å, et al. Risk of recurrence and death in patients with breast cancer after delayed deep inferior epigastric perforator flap reconstruction [J]. Br J Surg, 2018, 105 (11): 1435-1445.

［18］ DeLong M R, Tandon V J, Rudkin G H, et al. Latissimus dorsi flap breast reconstruction-a nationwide inpatient sample review [J]. Ann Plast Surg, 2017, 78 (5 Suppl 4): S185-S188.

［19］ Lee K T, Mun G H. Comparison of one-stage vs two-stage prosthesis-based breast reconstruction: a systematic review and meta-analysis [J]. Am J Surg, 2016, 212 (2): 336-344.

[20] YOUSSEF M M, PUCHER P H, KENNEDY K, et al. Use of acellular dermal matrix versus latissimus dorsi flap for breast reconstruction: clinical and patient-reported outcomes [J]. Breast J, 2016, 22 (6): 702-704.

[21] PATRINELY J R, FARINAS A, AL-MAJED B, et al. Acellular dermal matrix performance compared with latissimus dorsi myocutaneous flap in expander-based breast reconstruction [J]. Plast Reconstr Surg Glob Open, 2019, 7 (9): e2414.

[22] NEGENBORN V L, YOUNG-AFAT D A, DIKMANS R E G, et al. Quality of life and patient satisfaction after one-stage implant-based breast reconstruction with an acellular dermal matrix versus two-stage breast reconstruction (BRIOS): primary outcome of a randomised, controlled trial [J]. Lancet Oncol, 2018, 19 (9): 1205-1214.

[23] GSCHWANTLER-KAULICH D, SCHRENK P, BJELIC-RADISIC V, et al. Mesh versus acellular dermal matrix in immediate implant-based breast reconstruction-a prospective randomized trial [J]. Eur J Surg Oncol, 2016, 42 (5): 665-671.

[24] Paepke S, Kiechle M, Ankel C, et al. Surgical studies of reconstructive breast surgery-an overview of the topics at the 2019 Annual Meeting of the Working Group for Reconstructive Surgery in Oncology-Gynecology [J]. Geburtshilfe Frauenheilkd, 2019, 79 (6): 584-590.

[25] CHEN W, ZHENG R, BAADE P D, et al. Cancer statistics in China, 2015 [J]. CA Cancer J Clin,

2016, 66 (2): 115-132.

[26] YANG B, REN G, SONG E, et al. Current Status and Factors Influencing Surgical Options for Breast Cancer in China: A Nationwide Cross-Sectional Survey of 110 Hospitals [J]. Oncologist, 2020, 25 (10): e1473-e1480.

[27] LAZOW S P, RIBA L, ALAPATI A, et al. Comparison of breast-conserving therapy vs mastectomy in women under age 40: national trends and potential survival implications [J]. Breast J, 2019, 25 (4): 578-584.

[28] NEWMAN L A, KUERER H M, HUNT K K, et al. Feasibility of immediate breast reconstruction for locally advanced breast cancer [J]. Ann Surg Oncol, 1999, 6 (7): 671-675.

[29] TANOS G, PROUSSKAIA E, CHOW W, et al. Locally advanced breast cancer: autologous versus implant-based reconstruction [J]. Plast Reconstr Surg Glob Open, 2016, 4 (2): e622.

[30] BARRY M, KELL M R. Radiotherapy and breast reconstruction: a meta-analysis [J]. Breast Cancer Res Treat, 2011, 127 (1): 15-22.

[31] HO A Y, HU Z I, MEHRARA B J, et al. Radiotherapy in the setting of breast reconstruction: types, techniques, and timing [J]. Lancet Oncol, 2017, 18 (12): e742-e753.

[32] GATHANI T, BALKWILL A, REEVES G, et al. Characteristics of women who undergo breast reconstruction following mastectomy for breast cancer in the Million Women Study [J]. Eur J Cancer, 2014, 50: S106-S107.

[33] GOODENOUGH C J, ROSE J. Breast transverse rectus abdominus muscle procedure [M]//StatPearls (Internet). Treasure Island (FL): StatPearls Publishing, 2021. https://www. ncbi. nlm. gov/books/ NBK5397591.

[34] CYRIAC C, SHARMA R K, SINGH G. Assessment of the abdominal wall function after pedicled TRAM flap surgery for breast reconstruction: use of modified mesh repair for the donor defect [J]. Indian J Plast Surg, 2010, 43 (2): 166-172.

[35] KASEM A, WAZIR U, HEADON H, et al. Breast lipofilling: a review of current practice [J]. Arch Plast Surg, 2015, 42 (2): 126-130.

[36] American Society of Plastic Surgeons. Guiding principles: post-mastectomy fat graft/fat transfer [EB/OL].(2015-06)[2020-07-08]. https://www. plasticsurgery. org/Documents/Health-Policy/ Principles/ principle-2015-post-mastectomy-fat-grafting. pdf.

[37] Lindroos B, Suuronen R, Miettinen S. The potential of adipose stem cells in regenerative medicine [J]. Stem Cell Rev Rep, 2011, 7 (2): 269-291.

[38] LARGO R D, TCHANG L A, MELE V, et al. Efficacy, safety and complications of autologous fat grafting to healthy breast tissue: a systematic review [J]. J Plast Reconstr Aesthet Surg, 2014, 67 (4): 437-448.

[39] DE LA CRUZ L, MOODY A M, TAPPY E E, et al. Overall survival, disease-free survival, local recurrence, and nipple-areolar recurrence in the setting of nipple-sparing mastectomy: a meta-anal-

ysis and systematic review [J]. Ann Surg Oncol, 2015, 22 (10): 3241-3249.

[40] MIRHAIDARI S J, AZOUZ V, WAGNER D S. Prepectoral versus subpectoral direct to implant immediate breast reconstruction [J]. Ann Plast Surg, 2020, 84 (3): 263-270.

[41] Vidya R, Masià J, Cawthorn S, et al. Evaluation of the effectiveness of the prepectoral breast recon-struction with Braxon dermal matrix: First multicenter European report on 100 cases [J]. Breast J, 2017, 23 (6): 670-676.

[42] Ter Louw R P, Nahabedian M Y. Prepectoral breast reconstruction [J]. Plast Reconstr Surg, 2017, 140 (5S Advances in Breast Reconstruction): 51S-59S.

第十九章 乳腺癌术后乳房重建临床实践指南

第二十章
乳腺外科腔镜手术临床实践指南

以腔镜手术为代表的微创外科技术是 20 世纪外科重大进展之一，在借鉴其他学科经验的基础上，乳腺外科医师克服了针对无腔隙器官进行腔镜手术的各种困难，操作技术逐渐趋于成熟。中华医学会外科学分会乳腺外科学组通过文献检索与专家讨论确定中国乳腺外科腔镜手术临床实践指南的关键临床问题，参照 GRADE 系统对临床研究证据质量进行评价，并结合中国乳腺外科临床实践的可及性，制定《乳腺外科腔镜手术临床实践指南(2021 版)》。旨在为中国乳腺外科医师临床工作提供参考。

一、推荐意见

本指南有关乳腺外科腔镜手术包括乳腺癌腔镜保留乳头乳晕全乳房切除 ± Ⅰ 期假体重建术、乳腺癌腔镜腋窝或内乳淋巴结清扫 / 前哨淋巴结活检术。

1. 乳腺外科腔镜手术适应证与禁忌证

乳腺外科腔镜手术适应证与禁忌证	证据等级	推荐强度
1.1 适应证		
1.1.1 影像学资料肿瘤未侵及乳头、乳晕及皮下组织,且肿瘤边缘至乳晕边缘距离 ≥ 2cm[1-3]	Ⅱ类	A 级
1.1.2 早期乳腺癌临床及影像学检查腋窝淋巴结分期 ≤ cN_1[4]	Ⅰ类	A 级
1.1.3 需要内乳淋巴结清扫 / 活检[5]	Ⅱ类	A 级
1.2 禁忌证		
1.2.1 重度乳房下垂[6]	Ⅱ类	A 级
1.2.2 乳房体积 >500ml[7]	Ⅱ类	A 级
1.2.3 腋窝手术史[4]	Ⅰ类	A 级
1.2.4 炎性乳腺癌[8]	Ⅱ类	A 级

2. 相关临床问题

相关临床问题	证据等级	推荐强度
2.1 操作空间建立方式		
2.1.1 吸脂法建立,二氧化碳充气法或悬吊法维持操作空间[9]	II类	A级
2.1.2 不吸脂法建立,二氧化碳充气法或悬吊法维持操作空间[10-11]	II类	A级
2.1.3 全程监视器观察下操作[3]	II类	A级
2.1.4 持续正压通气预防高碳酸血症[12]	II类	A级
2.2 手术并发症处理		
2.2.1 术中大量出血、无法明确来源时应中转开放手术[13-14]	II类	A级
2.2.2 术后活动性出血,腔镜探查或开放止血手术[15]	II类	A级

二、讨论

文献报道,腔镜手术可以通过微小隐蔽切口完成相同的乳腺外科手术操作,并具有出血少、恢复快、美观等优势。在患者术后形体和心理康复方面具有常规手术难以达到的突出效果。目前,国内多家医院已经采用腔镜技术完成了前哨淋巴结活检术、腋窝淋巴结清扫术、保留乳头乳晕的全乳切除术、乳腺癌改良根治术、乳腺癌保留乳房切除术(保乳手术),以及部分乳房成形和重建手术。有关腔镜技术在乳腺癌治疗中的应用已经在临床实践中得到广泛关注和积极地探索。但是,目前尚缺少高级别证据支持。专家组在复习文献的基础上,参照 GRADE 系统重新对乳腺癌外科腔镜技术相关临床研究证据质量进行评价,并结合中国乳腺外科临床实践的可及性,编写、制定本指南,旨在为国内乳腺外科医师临床工作提供参考。专家组经过深入讨论形成共识性意见,认为腔镜技术作为临床外科重要的技术操作方式已经得到广泛应用,并带来临床获益,中国乳腺外科应尽快组织开展多中心合作研究,以提供更高级别的循证医学证据。

研究证明,腔镜腋窝淋巴结清扫手术的安全性不劣于开放手术[16-17]。伴随腔镜高清设备的引进,腔镜下腋窝解剖结构更加清晰,可以最大限度地避免对腋窝神经、血管和淋巴管的损伤,有效提高了患者生活质量[18-19]。

有关乳腺癌患者内乳淋巴结转移的诊断与治疗日益受到关注。其中,采用腔镜技术针对适应证患者实施内乳淋巴结清扫已经在国内获得成功。经胸腔入路腔镜内乳淋巴结活检或清扫术的操作空间建立更便捷、视野更佳,并且可以避免切除肋软骨造成的损伤[5,20]。

NSABP-B32 研究证实了保乳手术的安全性。但是,我国保乳手术的开展仍处于较低的水平,中华医学会外科学分会乳腺外科学组开展的 CSBrS-005 研究数据显示,34 家医院保乳手术比例仅在15% 左右。因此,提高我国早期乳腺癌患者保乳手术比例应成为乳腺外科医师关注的重点。近年来开展的全腔镜联合术中超声定位 + 真空辅助旋切或染料标记切缘技术实施早期乳腺癌精准局部扩大切除,已经覆盖了保乳手术的关键技术要点。与常规开放手术比较,达到了最佳的保乳效果[21],为提高保乳手术技术提供了新的技术方向。

腔镜手术在乳腺重建手术同样具有优势。其中,假体植入重建是目前全乳切除术后乳房重建最常用的方式之一。腔镜皮下腺体切除+Ⅰ期假体植入乳房重建的围手术期并发症发生率更低[6,22-23]。腔镜技术辅助获取背阔肌肌皮瓣可获得与传统手术相同的组织量,同时避免了背部巨大手术瘢痕,美容和微创效果明显优于常规手术[24]。随着技术的成熟,皮下腺体切除和背阔肌转移乳房重建可在全腔镜下完成,最大限度地突出了腔镜手术的微创和美容优势,同时又可减少术后出血水肿、瘀斑、血清肿和感染等并发症的风险[25]。有关腔镜技术完成带蒂大网膜乳房重建手术的安全性也见于报道[26-27]。

目前,国内外医疗机构乳腺外科腔镜手术开展水平仍参差不齐,为规范中国乳腺癌腔镜手术技术的临床应用,2019年中华医学会外科学分会乳腺外科学组发布《乳腺癌腔镜治疗专家共识与操作指导意见(2019版)》[3]。该文指出,开展腔镜手术操作的乳腺外科专科医师需要接受规范化培训,在掌握腔镜手术基本原理的基础上,循序渐进进行操作及实践,避免盲目追求手术效果而给病患带来额外创伤。有关乳腺癌腔镜治疗技术的规范仍缺乏高级别循证医学证据支持,尽管乳腺腔镜手术已经在国内外广泛应用,但是其治疗规范化及推广应用的任务仍非常艰巨。

(执笔:唐 鹏 胡 滢 王子函 高国璇 屈 翔 姜 军)

附件 1　投票情况

本指南投票委员会成员共 76 名,其中乳腺外科专业医师 63 人(82.89%),肿瘤内科专业医师 4 人(5.26%),医学影像科专业医师 4 人(5.26%),病理科专业医师 2 人(2.63%),放射治疗专业医师 1 人(1.32%),流行病学专业医师 2 人(2.63%)。

附件 2　乳腺癌腔镜手术基本操作意见

1. 术前准备

(1)严格掌握手术适应证;

(2)术前完善与乳腺腔镜手术相关影像学资料;

(3)术前超声、X 射线摄影或 MRI 定位,评估肿瘤大小、切除范围及淋巴结情况;

(4)签署知情同意书。

2. 体位选择　采用仰卧位,患侧肩背部垫高 15°,必要时向健侧倾斜,以方便腔镜下手术操作。患肢外展 90°,或将上肢前伸,前臂屈曲 90° 固定在头架上,以免上肢外展位影响腔镜的观察角度。

3. 操作过程

(1)溶脂、吸脂并建立操作空间:灭菌蒸馏水 250ml+0.9% 氯化钠溶液 250ml+2% 利多卡因 20ml+0.1% 肾上腺素 0.5ml,配成溶脂液。溶脂液要均匀注射在手术部位的皮下脂肪层,需行乳房切除时溶脂液还应注射到乳房后间隙。溶脂液的注射量根据术野大小或乳房大小决定。注射溶脂液后间隔 10 分钟开始吸脂操作,溶脂时间不足或过长均不利于充分抽吸脂肪。皮下吸脂时要注意避免吸引头侧孔直接朝向皮肤。乳房后间隙吸脂时吸引头侧孔朝向腺体,腋窝吸脂时吸引头侧孔要背向腋静脉,避免暴力操作。溶脂、吸脂完成后,通过充气设备将二氧化碳充入术野,维持二氧化碳压力在 6~10mmHg(1mmHg=0.133kPa),在密闭的气腔空间进行手术操作。

(2)非吸脂法建立操作空间:在插入穿刺鞘处切开皮肤、皮下组织,用分离棒从 3 个穿刺鞘进入点进入并在皮下会师。插入并固定穿刺鞘后,通过充气设备将二氧化碳充入术野,维持二氧化碳压力在 6~10mmHg(1mmHg=0.133kPa)。在乳腺腔镜监视器观察下,用电钩、电剪或超声刀等逐步扩大操作空间。沿解剖标志逐步完成分离和切除等操作。

(3)腔镜操作技术:乳腺腔镜操作应在监视器观察下进行。一般部位的脂肪和纤维组织分离可用电钩、电剪操作。重要神经、血管旁操作应使用超声刀进行,以避免意外损伤。较大血管离断应采用超声刀完成,必要时需先用生物夹夹闭血管后再行切断。切断乳房下方大乳管时,应注意保护乳头区血供。建议使用非能量器械。乳腺癌腔镜手术切除范围和重要组织保护等与常规开放手术相同。

(4)标本取出:一般经腋窝处扩大腔镜穿刺鞘切口作为标本取出通道,并可由此通道植入假体。恶性肿瘤手术标本应放入标本袋。避免标本直接接触切口发生种植转移。

(5)冲洗和检查:手术结束前冲洗术野腔隙。仔细检查术野并彻底止血。

(6)引流和包扎:腔镜乳腺切除术和腋窝淋巴结清扫后应放置引流管。引流管可利用穿刺鞘口引出或另取切口引出,并行持续负压吸引,应妥善固定引流管并保证引流通畅、有效。伤口包扎应有利于观察乳头、乳晕变化。有同期假体植入整形者须在假体周围适当加压包扎固定。

4. 常见并发症及处理

(1) 皮下气肿：当采用二氧化碳充气方式建立操作空间时，气腔压力过大可能造成手术区以外的皮下气肿，严重时皮下气肿可发展到颈部甚至发生纵隔气肿压迫静脉。手术时应随时注意充气压力，保持在 4~10mmHg 属于安全范围，以免压力过高造成手术区以外的皮下气肿。穿刺鞘拔出时注意关闭二氧化碳气阀。

(2) 高碳酸血症：乳腺腔镜手术分离范围二氧化碳气腔较大、手术时间长、持续的二氧化碳充气可能使创面吸收的二氧化碳增多。但良好的正压通气可保证体内过多的二氧化碳排出而不至于发生高碳酸血症。目前乳腺腔镜手术仍需选择无严重心肺疾病或心肺功能正常的患者，同时，术中应常规监测并保持动脉血氧分压（PaO_2）及二氧化碳分压（$PaCO_2$）等血气分析指标在正常范围内，避免出现高碳酸血症。

(3) 出血性并发症：术中意外出血是影响手术操作并导致中转开放手术的主要原因。对于技术熟练的操作者，乳房及腋窝手术中的所有血管均可通过电凝处理，但对于较大的血管，应用超声刀切断更加安全、可靠。注意各部位解剖特点，直视下仔细操作和避免粗暴撕扯是防止术中出血的关键。如遇到不可控制的大血管出血，可以从皮肤处指压出血点并果断中转为开放手术妥善彻底止血。术后出血多为腔镜手术中止血不彻底所致。因此，手术完成后应再次仔细检查整个术野，认真止血。术后应注意观察引流情况，如果每日出血量超过 400ml，应果断手术止血。可先将原切口打开，插入腔镜，冲洗清除积血，找到出血点妥善止血。如腔镜下不能止血应开放切口止血。

（4）皮瓣和乳头、乳晕坏死：皮瓣坏死可能为悬吊法建立操作空间时拉钩牵拉损伤或电凝烧灼损伤所致。手术时需特别注意游离皮瓣的厚度和电凝操作时间。皮下乳房全切除术后常常因血运障碍发生乳头、乳晕坏死。术中要特别注意保护真皮下血管网。切断乳管时应避免用超声刀或电刀长时间操作。如果直接用超声刀切断乳管束，可因局部过热导致细小血管热损伤，从而引起术后乳头坏死，应注意避免。腔镜手术后发生皮瓣或乳头、乳晕坏死应根据具体情况妥善处理。

（5）重要血管及神经损伤：如果术者对腔镜下解剖特点不熟悉、重要结构特征不了解，可能损伤重要血管、神经。因此，术者必须经过专门学习训练才能开展相应的乳腺腔镜手术。

参考文献

［1］ TUKENMEZ M, OZDEN B C, AGCAOGLU O, et al. Videoendoscopic single-port nipple-sparing mastectomy and immediate reconstruction [J]. J Laparoendosc Adv Surg Tech A, 2014, 24 (2): 77-82.

［2］ LAI H W, WU H S, CHUANG K L, et al. Endoscopy-assisted total mastectomy followed by immediate pedicled transverse rectus abdominis musculocutaneous (TRAM) flap reconstruction: preliminary results of 48 patients [J]. Surg Innov, 2015, 22 (4): 382-389.

［3］ 姜军 , 屈翔 , 唐鹏 . 乳腺癌腔镜治疗专家共识与操作指导意见 (2019 版)[J]. 中华外科杂志 , 2020, 58 (4): 257-260.

［4］ LUO C, GUO W, YANG J, et al. Comparison of mastoscopic and conventional axillary lymph node dissection in breast cancer: long-term results from a randomized, multicenter trial [J]. Mayo Clin Proc,

2012, 87 (12): 1153-1161.

[5] HE Q, JIANG J, YANG X, et al. A pilot study on thoracoscopic internal mammary lymphatic chain dissection for breast cancer [J]. Breast, 2008, 17 (6): 568-573.

[6] 张晔, 钟玲, 刘静, 等. 腔镜与开放的保留乳头乳晕乳腺癌根治切除加一期假体植入乳房重建的对比研究 [J]. 中华外科杂志, 2019, 57 (10): 770-775.

[7] 中华医学会外科学分会内分泌外科学组. 乳腺疾病腔镜手术技术操作指南 (2016 版)[J]. 中华乳腺病杂志 (电子版), 2016, 10 (4): 193-199.

[8] WANG Z H, QU X, TENG C S, et al. Preliminary results for treatment of early stage breast cancer with endoscopic subcutaneous mastectomy combined with endoscopic sentinel lymph node biopsy in China [J]. J Surg Oncol, 2016, 113 (6): 616-620.

[9] SHI F, HUANG Z, YU J, et al. Immediate liposuction could shorten the time for endoscopic axillary lymphadenectomy in breast cancer patients [J]. World J Surg Oncol, 2017, 15 (1): 35.

[10] KAMPRATH S, BECHLER J, KUHNE-HEID R, et al. Endoscopic axillary lymphadenectomy without prior liposuction. Development of a technique and initial experience [J]. Surg Endosc, 1999, 13 (12): 1226-1229.

[11] FANG J, MA L, ZHANG Y H, et al. Endoscopic sentinel lymph node biopsy and endoscopic axillary lymphadenectomy without liposuction in patients with early stage breast cancer [J]. Surg Oncol, 2017, 26 (4): 338-344.

［12］何家璇, 张会娟, 吕建瑞, 等. 全麻下后腹腔镜手术中应用呼气末正压加高呼吸频率通气模式对呼吸功能的影响 [J]. 山西医科大学学报, 2015, 46 (4): 371-374.

［13］姜军. 腔镜乳腺手术并发症预防与处理 [J]. 中国实用外科杂志, 2007, 27 (9): 705-706.

［14］张建, 陈杰, 张新民. 乳腔镜乳腺癌保乳术及腋窝淋巴结清扫 50 例临床分析 [J]. 中华普外科手术学杂志 (电子版), 2016, 10 (6): 493-496.

［15］骆成玉, 张键, 季晓昕, 等. 乳腔镜腋窝淋巴结清扫手术中出血的预防及处理 [J]. 中华外科杂志, 2008, 46 (14): 1112-1113.

［16］KUEHN T, SANTJOHANSER C, GRAB D, et al. Endoscopic axillary surgery in breast cancer [J]. Br J Surg, 2001, 88 (5): 698-703.

［17］SAIMURA M, MITSUYAMA S, ANAN K, et al. Endoscopy-assisted breast-conserving surgery for early breast cancer [J]. Asian J Endosc Surg, 2013, 6 (3): 203-208.

［18］IGLESIAS M, GONZALEZ-CHAPA D R. Endoscopic latissimus dorsi muscle flap for breast reconstruction after skin-sparing total mastectomy: report of 14 cases [J]. Aesthetic Plast Surg, 2013, 37 (4): 719-727.

［19］丁波泥, 钱立元, 赵于军, 等. 腔镜腋窝淋巴结清扫术与传统开放手术治疗乳腺癌的 Meta 分析 [J]. 中南大学学报 (医学版), 2015, 40 (7): 782-789.

［20］杨新华, 姜军, 范林军, 等. 乳腺癌腔镜内乳淋巴结清扫的初步研究 [J]. 第三军医大学学报, 2007, 29 (17): 1719-1720.

[21] XU Y, MING J, ZHOU Y, et al. Mammotome-assisted endoscopic breast-conserving surgery: a novel technique for early-stage breast cancer [J]. World J Surg Oncol, 2014, 12: 99.

[22] DU J, LIANG Q, QI X, et al. Endoscopic nipple sparing mastectomy with immediate implant-based reconstruction versus breast conserving surgery: a long-term study [J]. Sci Rep, 2017, 7: 45636.

[23] FAN L J, JIANG J, YANG X H, et al. A prospective study comparing endoscopic subcutaneous mastectomy plus immediate reconstruction with implants and breast conserving surgery for breast cancer [J]. Chin Med J (Engl), 2009, 122 (24): 2945-2950.

[24] MISSANA M C, POMEL C. Endoscopic latissimus dorsi flap harvesting [J]. Am J Surg, 2007, 194 (2): 164-169.

[25] CHA W, JEONG W J, AHN S H. Latissimus dorsi muscle free flap revisited: a novel endoscope-assisted approach [J]. Laryngoscope, 2013, 123 (3): 613-617.

[26] ZAHA H, INAMINE S, NAITO T, et al. Laparoscopically harvested omental flap for immediate breast reconstruction [J]. Am J Surg, 2006, 192 (4): 556-558.

[27] ZAHA H, ONOMURA M, NOMURA H, et al. Free omental flap for partial breast reconstruction after breast-conserving surgery [J]. Plast Reconstr Surg, 2012, 129 (3): 583-587.